Brigitte-Gymnastik

Brigitte Gymnastik

Das ideale Programm
für jede Frau
von **Ilse Döring**
mit Zeichnungen von
Brigitta Borchert

Ein Brigitte-Buch
im Mosaik Verlag

Die Autorin

Ilse Döring leitet seit über zehn Jahren das Brigitte-Schönheits-Ressort. Brigitte-Gymnastik ist ihr 14. Buch. Bekannt wurde sie vor allem als Autorin erfolgreicher Kinderbücher. Außerdem schreibt sie Sachbücher und produzierte drei Gymnastik-Schallplatten.

Herausgeber: Peter Brasch
Fachberatung: Mariana Christiansen, Bundestrainerin für Rhythmische Sportgymnastik
Lektorat/Redaktion: Gisela Schaumann-Dunkhase
Gestaltung: Dietmar Meyer, Ekkhart Blunck
Satz: Alster-Lichtsatz, Hamburg
Produktion: Jürgen Schmidt, Druckzentrale G+J
Druck: Mohndruck, Graphische Betriebe GmbH, Gütersloh

Printed in Germany · ISBN 3-570-06998-2

Sie können Ihre Figur durch regelmäßiges Training um Jahre verjüngen. Eine gute Haltung, lockere Bewegungen und ein intensives Körpergefühl geben Ihnen eine neue Vitalität. Bewegungsmangel und unangemessene Ruhe machen müde, antriebslos und lustlos. Es ist erwiesen, daß ein trainierter, leistungsfähiger Körper eine erhöhte Widerstandskraft gegenüber Krankheiten aufbringt. Sie werden spüren, daß Sie auch seelische Anspannungen besser bewältigen können.
Viele Leute, die jünger aussehen als sie tatsächlich sind, haben meist vielseitige Interessen; sie sind neugierig auf das Leben rundherum und haben ein selbstverständliches Bewegungsbedürfnis.
Durch Gymnastik und Sport entsteht Freude am Körper, an der eigenen Bewegung und ein Gefühl von Spannkraft und Sicherheit – das alles können auch Sie erreichen mit Hilfe dieses Buches.

● Lesen Sie erst den Text der Übungen durch, bevor Sie anfangen. Haben Sie den Übungsablauf richtig verstanden, beginnt das konsequente Training.

● Vor der Gymnastik bitte Gymnastik machen. Das heißt, Sie müssen den Körper vorwärmen, damit die Muskeln lockerer funktionieren. Laufen Sie auf der Stelle, turnen Sie den Hampelmann, oder machen Sie einige Atem- und Streckübungen, ehe Sie Ihr persönliches Programm durchturnen.

Gymnastik hält jung und vital

● Vorsichtig und behutsam beginnen. Fordern Sie sich nicht gleich zu große Leistungen ab. Anstrengung ist zwar nötig, aber Sie sollen sich weder bei der Gymnastik noch beim Sport ganz verausgaben.

● Alle Bewegungen während des Übens in Ruhe ausführen und mit den Gedanken ganz dabei sein. Turnen Sie mit ausgreifenden und fließenden Bewegungen, um die Muskelbänder sanft zu dehnen.

● Üben Sie regelmäßig, am besten jeden Tag. Halten Sie auch dann an Ihrer täglichen Gymnastik fest, wenn Sie mal keine Lust haben. Besser ist es, nur wenige Übungen zu machen, als einmal gar nicht zu trainieren.

● Die beste körperliche Verfassung hat jeder Mensch gegen Mittag und Nachmittag. Nutzen Sie diese Zeit – oder auch den Abend – für schwierige Übungen; sie gelingen dann leichter.

- Turnen Sie barfuß. Und nicht mit einem vollen Bauch. Sorgen Sie für frische Luft, genügend Platz und eine weiche Turn-Unterlage, die nicht verrutscht.
- Mit Musik geht auch das Turnen besser. Haben Sie Ihre Übungen im Kopf und im Griff, hilft Ihnen rhythmische Musik, sich schwungvoller zu bewegen. Für Entspannungsübungen hat sich ruhige klassische Musik gut bewährt.
- Übergewicht kann man nicht durch Turnen allein loswerden, Diät gehört dazu. Durch Sport und Gymnastik werden zwar Kalorien verbraucht, weil die Fettpolster bewegt und damit abgebaut werden, aber der Kraftaufwand lohnt sich nicht. Gymnastik, Sport und Diät zusammen sind der beste Weg, um zu einer schlanken, straffen Figur zu kommen. Denken Sie daran: Jedes überflüssige Pfund stört das Gleichgewicht des Körpers und belastet die Wirbelsäule, was zu Überlastungsschäden führen kann.

- Sauna und Massage regen den Kreislauf an, sorgen für Abhärtung, eine glatte Haut und eine straffe Figur – aber sie ersetzen weder die körperliche Bewegung noch eine Diät.
- Muskelkater stellt sich am Anfang bestimmt ein, wenn Sie mit Gymnastik beginnen. Er beweist, daß Ihre Muskeln die Bewegungen nötig hatten. Turnen Sie trotz Muskelkater weiter, durch Training verschwindet er schneller. Schonen Sie die strapazierten Muskeln zwischendurch mit Entspannungs- und Lockerungsübungen. Heiße Bäder helfen ebenfalls. Wer über den Muskelkater hinaus weiterübt, gewinnt mit der Zeit den schönsten Preis: Gelenkigkeit, äußere und innere Lockerheit, eine gute Haltung und Lebensfreude.

1

Damit es ein schöner Tag wird

Hier finden Morgenmuffel und Stehaufmännchen
die richtigen Übungen,
um den Tag gut zu beginnen

Die Guten-Morgen-Gymnastik

Lassen Sie sich morgens Zeit beim Aufstehen. Es ist gesünder, den Wecker eine Viertelstunde früher klingeln zu lassen, als in Hast und Eile aus den Federn zu springen. Räkeln Sie sich im Bett wach, dehnen Sie sich nach links und rechts, strecken Sie Arme und Beine weit von sich – und gähnen Sie ausgiebig. Dadurch wird die Durchblutung und die Atmung angeregt.

Atmen Sie tief ein und aus

Atmen geschieht unbewußt. Die Luft wird eingesogen und strömt in die Lunge, ohne daß man sich anstrengen muß. Die meisten Menschen atmen nur nachts in tiefer Entspannung richtig. Üben Sie mal wieder das Zwerchfellatmen, das die Lungen mit genügend Sauerstoff versorgt. Gründliches Ausatmen ist dabei fast noch wichtiger als das Einatmen: Legen Sie sich die Hände auf den Bauch, und beobachten Sie Ihre Atemtechnik. Durch die Nase einatmen – der Brustkorb dehnt sich aus, und der Bauch hebt sich. Beim Ausatmen soll sich der Bauch wieder senken. Dirigieren Sie beim Einatmen den Luftstrom ganz bewußt tief in den Körper – und atmen Sie wieder durch die Nase aus. Ziehen Sie den Bauch ein, um wirklich alle Luft auszustoßen.

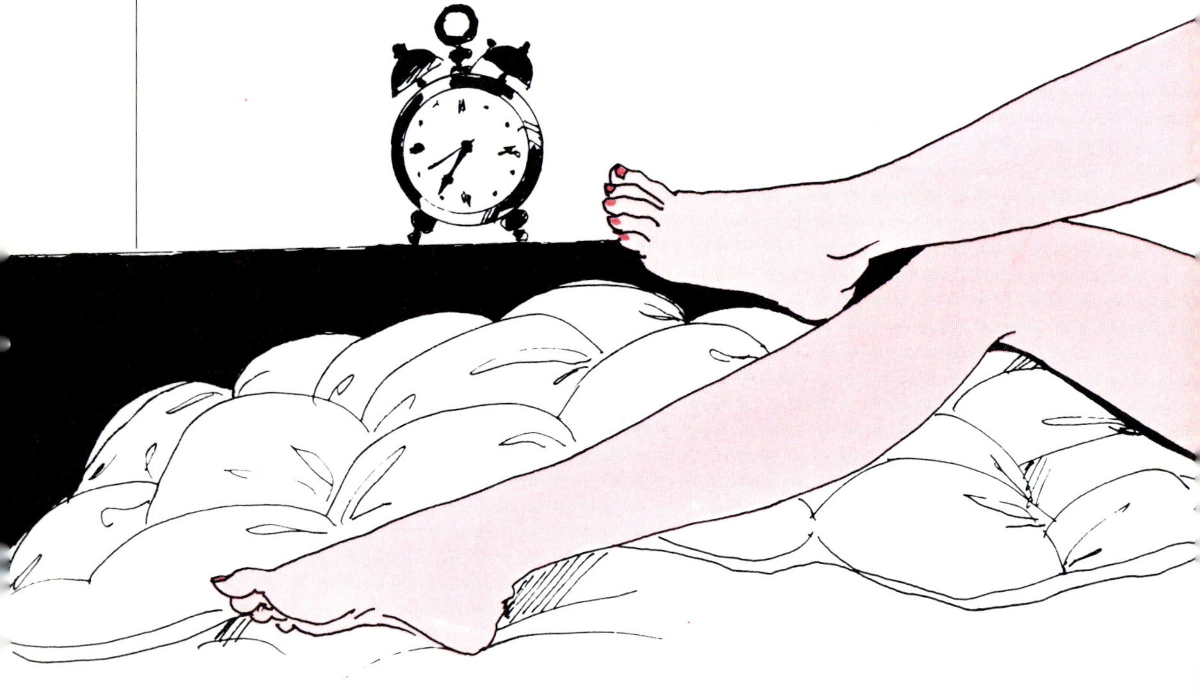

Das Ein- und Ausatmen immer im Sitzen, Stehen, Liegen bei gerader Wirbelsäule üben. Wenn Sie regelmäßig Atemübungen machen, geht Ihnen die richtige Atmung in Fleisch und Blut über.

Die richtige Atmung
- unterstützt die Herztätigkeit, weil die Muskelbewegungen den Bluttransport anregen
- fördert die Verdauung
- stärkt Leber und Nieren
- bekämpft Streß, Angst und Depressionen
- macht Sie rundherum schöner.

Achtung: Alle Übungen für Ihr Morgenprogramm sollten Sie sich genau einprägen, ebenso die Reihenfolge. Kein Mensch hat Lust, etwa zwischen sechs und acht Uhr morgens in diesem Buch die Übungen nachzulesen – besonders Morgenmuffel nicht.

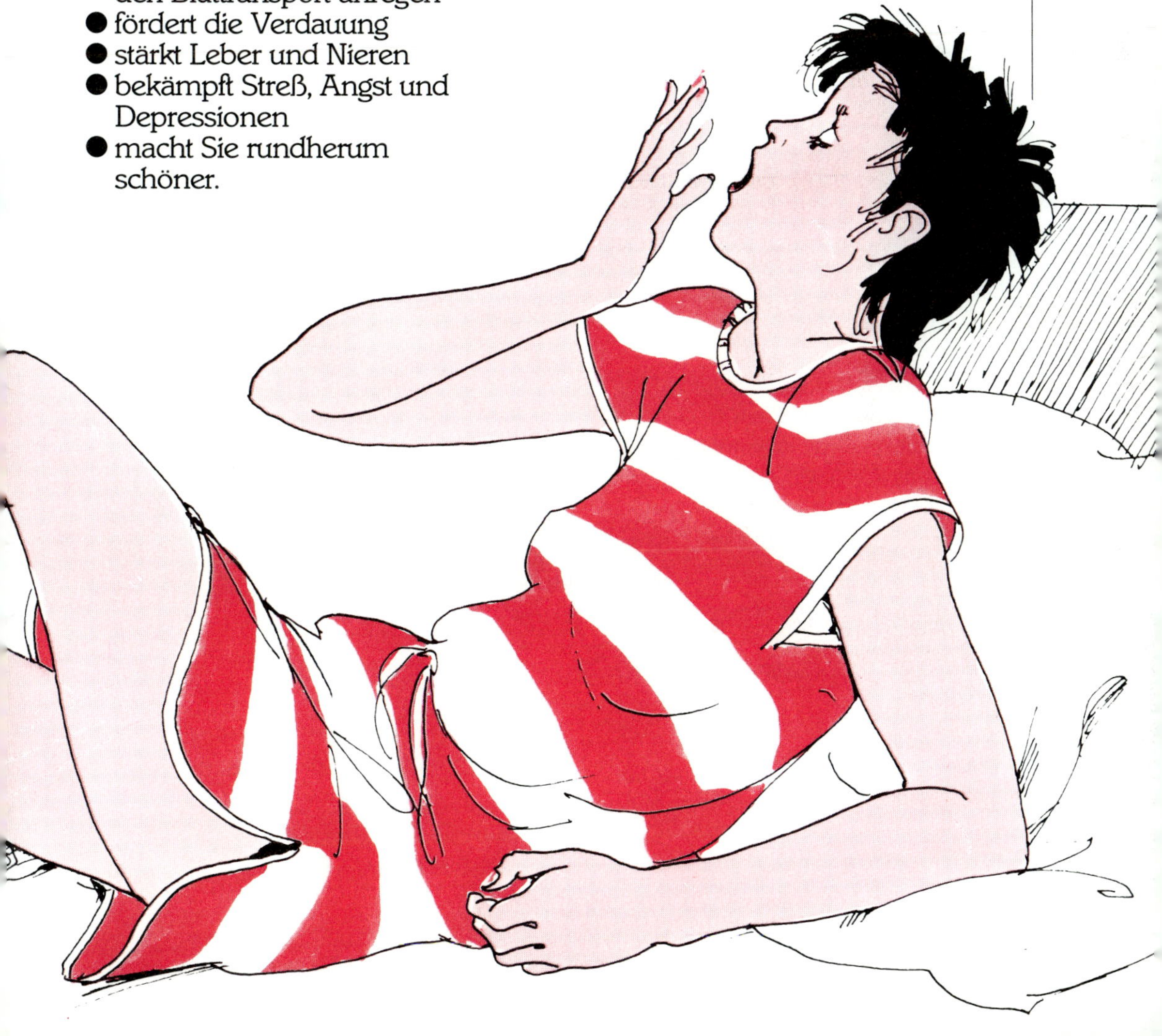

So werden Morgenmuffel wach

Damit Sie ganz sanft wach werden, bleiben Sie ruhig noch im Bett liegen und machen diese 14 Übungen:

1. Dehnen und strecken und tief gähnen. Rollen Sie sich einmal um sich selbst.

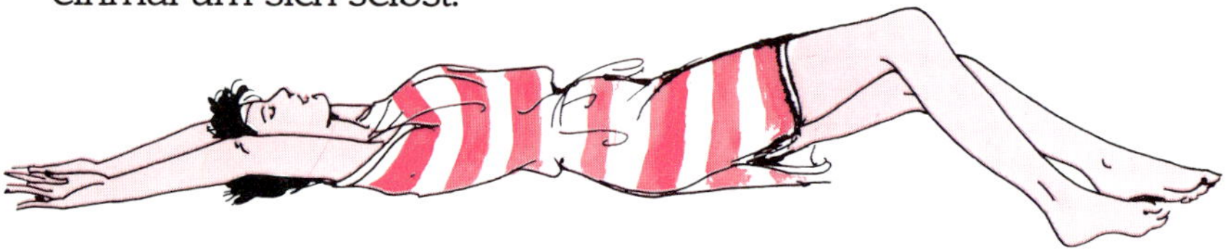

2. Prüfen Sie mal, ob Ihre Füße noch da sind: Zehen mal links, mal rechts auf- und abbewegen und zwischendurch die Fersen nach vorn strecken.

3. Blinzeln Sie mit den Augen: mal nach rechts, mal nach links, nach oben und unten. 2 x üben. Danach tief ein- und ausatmen.

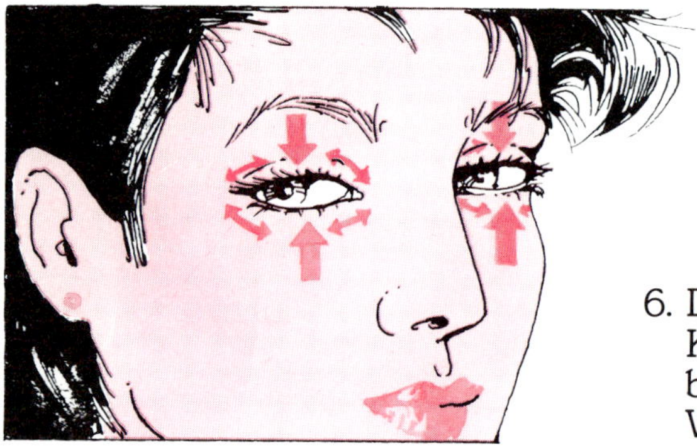

4. Beide Arme angewinkelt und locker hinter den Kopf legen, die Hände zu Fäusten ballen, langsam die Hände wieder öffnen und die Finger spreizen. 3 x üben.

5. Weg mit dem Kopfkissen! Strecken Sie das rechte Bein so lang aus der Hüfte heraus, als wollten Sie es verlängern. Dabei bis 40 zählen. Bein entspannen und das linke Bein strecken. Diese Übung ist gut für die Wirbelsäule – und Ihr Wohlbefinden.

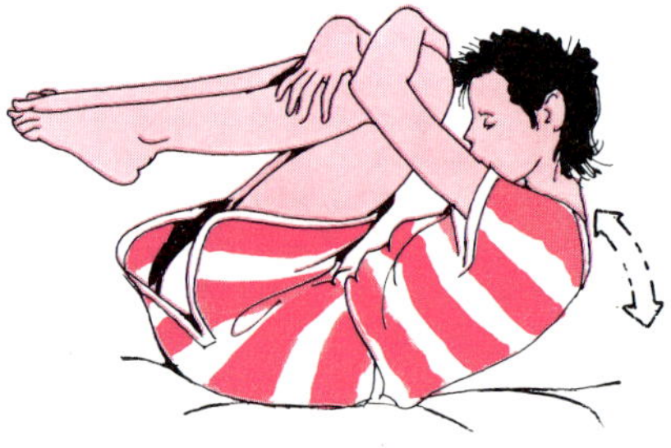

6. Die Bettdecke wegschubsen, Knie anziehen und mit beiden Armen umfassen. Wiegen Sie sich sanft und entspannt auf und ab. 10 x.

7. Die Hände unter den Po legen, die Beine anwinkeln und ohne Anstrengung das Becken heben und senken. 3 x üben.

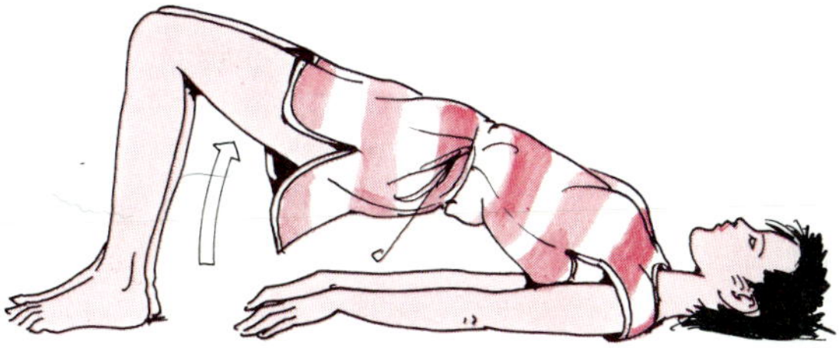

8. Strecken Sie sich lang aus, und winkeln Sie die Arme leicht vom Körper ab. Das rechte Bein soweit wie möglich gestreckt hochschwingen und links vom Körper wieder senken. Wippen Sie dabei mit dem Bein einige Male nach unten. Nach jeder Seite 10 x üben.

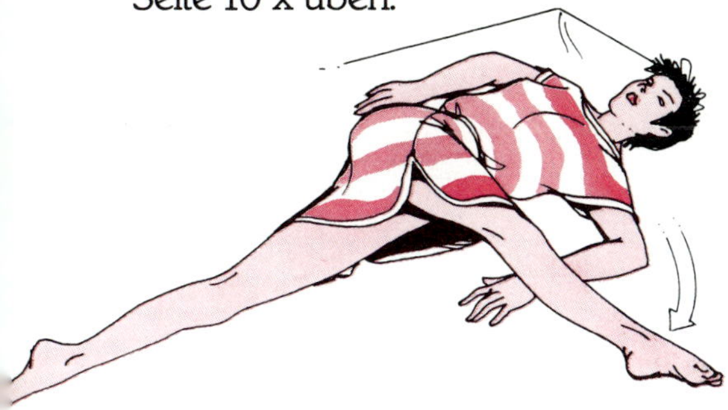

9. Setzen Sie sich hin, und massieren Sie Ihre Beine – von den Füßen bis zum Oberschenkel. Immer in kreisenden Bewegungen sanft massieren.

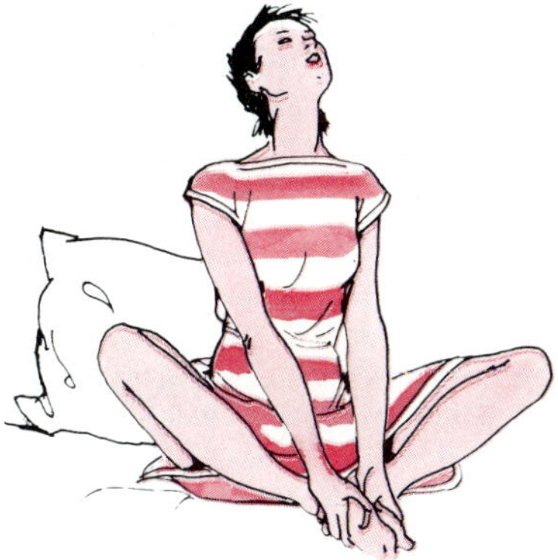

10. Setzen Sie sich hin, und grätschen Sie die Beine. Die Fußspitzen liegen gegeneinander. Mit den Händen die Füße umfassen und nun den Rücken gerade strecken, als wollten Sie zur Zimmerdecke wachsen. Kinn dabei zur Decke heben. Danach entspannen und tief ein- und ausatmen. Strecken Sie sich lang aus. 2 x üben.

11. Lang ausgestreckt liegen, die Arme hinter dem Kopf verschränken. Atmen Sie tief ein. Beide Beine mit einem Schwung anwinkeln, dabei die Oberschenkel ganz nah an den Körper bringen und ausatmen. Beine langsam wieder gerade ausstrecken. 10 x üben.

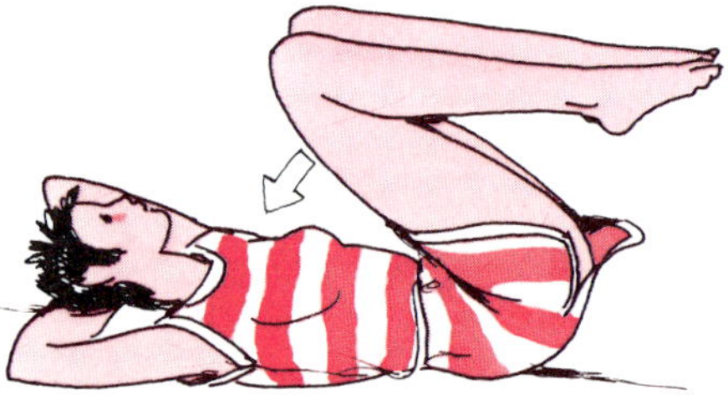

12. Spreizen Sie die Arme etwas ab, und ziehen Sie beide Knie an. Jetzt die geschlossenen Knie zusammen nach rechts fallen lassen und tief einatmen. Dann beide Beine in der Mitte rasch hochstellen, Knie wieder anziehen und die Beine nach links fallen lassen. Je 10 x üben.

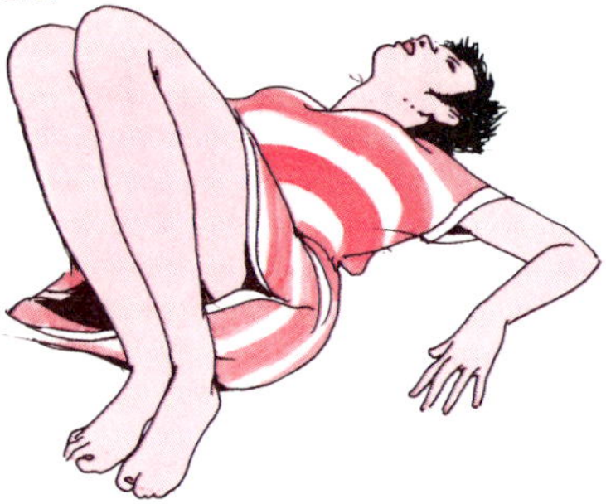

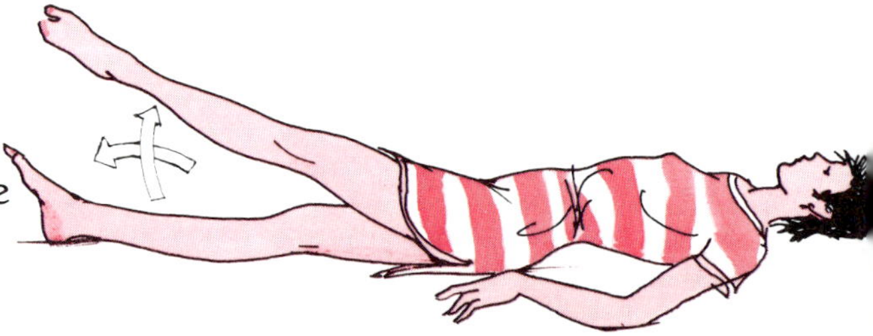

13. Locker und entspannt auf dem Rücken liegen, die Arme sind leicht abgespreizt. Die Beine etwas anheben, ganz gerade lassen und in der Schwebe kreuzen. Nicht absetzen, bevor Sie bis 30 gezählt haben.

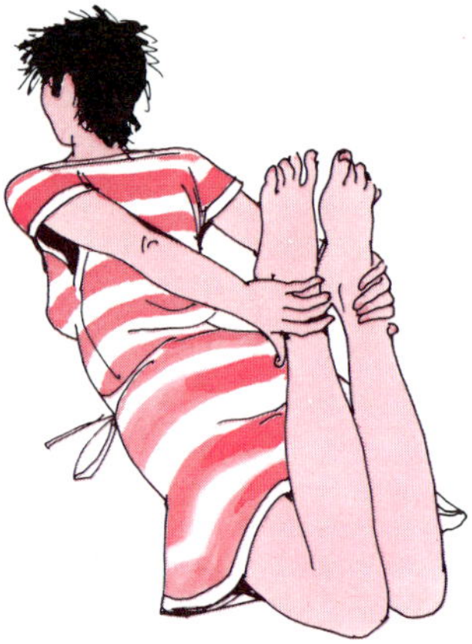

14. Legen Sie sich auf den Bauch. Mit Schwung beide Arme nach hinten strecken und gleichzeitig die Beine hochwerfen. Mit den Händen die Fußgelenke greifen, kurz festhalten und sich wieder lang ausstrecken. 10 x üben.

Die Stehaufmännchen haben es leicht

Sie sind beim Aufwachen gleich bereit, die ganze Welt herauszufordern nach dem Motto: Achtung-Fertig-Los! Zuerst sollten aber auch die Stehaufmännchen leichte, schwungvolle Übungen machen, ohne viel Kraftaufwand, und sich erst langsam steigern. Anschließend ist für die aktiven Morgenmenschen dieses Programm günstig:

- ein kleines Lauftraining auf der Stelle: zu Hause oder draußen auf weichem Boden
- schwimmen
- eine Runde radfahren in viel frischer Luft
- den Hampelmann turnen: Füße nebeneinanderstellen, Hände an die Schenkel legen, in die Grätsche springen und gleichzeitig die Hände über dem Kopf zusammenschlagen. Sprung zurück in die Ausgangsstellung. 20 x.

Zehn Übungen für Stehaufmännchen

1. Fenster öffnen und dreimal tief ein- und ausatmen.
2. Weit die Arme nach hinten schwingen, den Rücken dabei nach vorn beugen, in den Knien nachfedern. Hochkommen, die Arme über den Kopf strecken und wieder den Oberkörper beugen. Mit viel Schwung 4 x üben.

3. Die Arme nach vorn ausbreiten. Die Füße sind leicht gegrätscht, die Knie durchgedrückt. Zuerst das rechte gestreckte Bein hochschwingen und mit dem Fuß gegen die rechte Hand schlagen. Dann das linke Bein zur rechten Hand schwingen. Je 6 x.

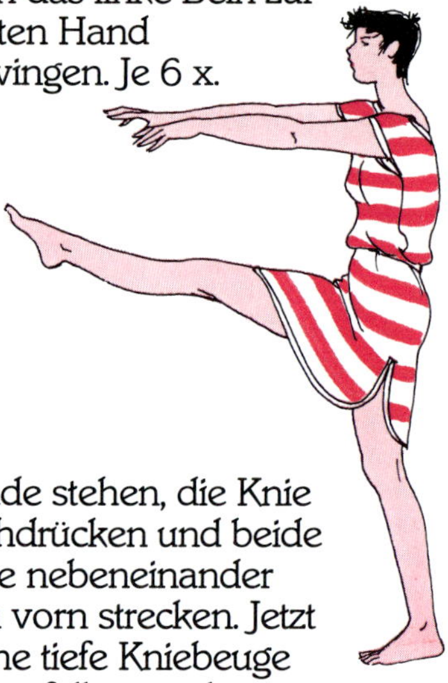

4. Gerade stehen, die Knie durchdrücken und beide Arme nebeneinander nach vorn strecken. Jetzt in eine tiefe Kniebeuge fallen, nachwippen und wieder hochkommen. 5 x.

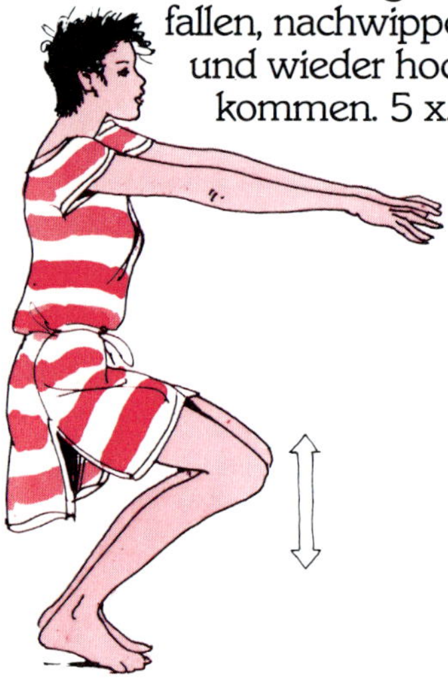

5. Legen Sie sich auf den Rücken. Die Arme liegen ausgestreckt neben dem Körper. Tief einatmen. Richten Sie sich mit viel Schwung auf, umfassen Sie ein Knie, beugen es zum Körper und atmen aus. Wieder hinlegen, einatmen und beim schwungvollen Aufrichten das andere Knie umfassen. Je 7 x üben.

6. Legen Sie sich lang ausgestreckt auf den Bauch. Die Arme anwinkeln und die Hände unterhalb der Schultern aufstützen. Abwechselnd das rechte und linke Bein gestreckt hochschwingen, dabei den Kopf hochheben und alle Rückenmuskeln kräftig anspannen. Mit jedem Bein 10 x üben.

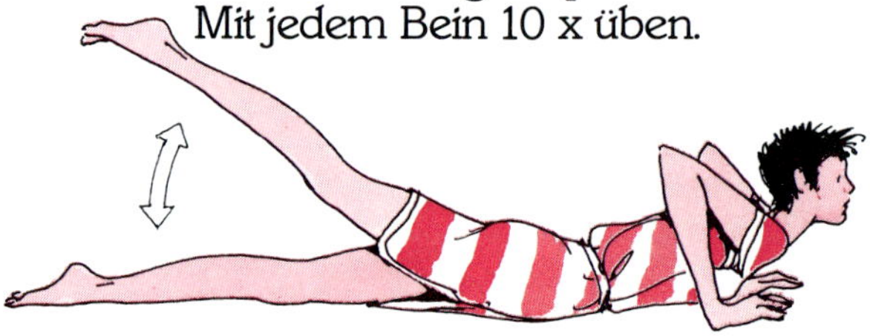

7. Knien Sie sich auf den Boden, und setzen Sie sich auf die Fersen. Mit kräftigem Armschwung richten Sie sich auf und neigen den Oberkörper leicht wippend nach links. Arme senken und sich wieder auf die Ferse setzen. Nach jeder Seite 10 x üben.

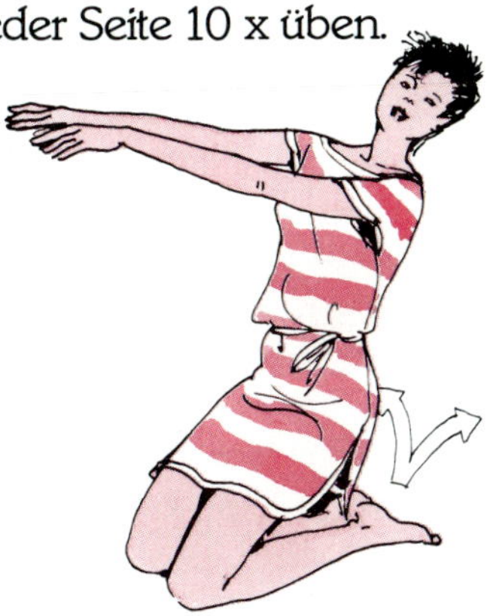

8. Legen Sie sich auf den Rücken, die Arme liegen neben dem Körper. Beide Knie anziehen und rasch abwechselnd jeden Unterschenkel aus dem Kniegelenk hochschleudern. Je 20 x üben.

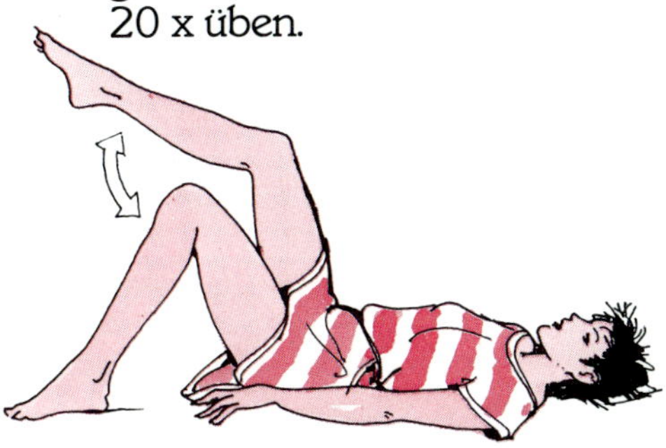

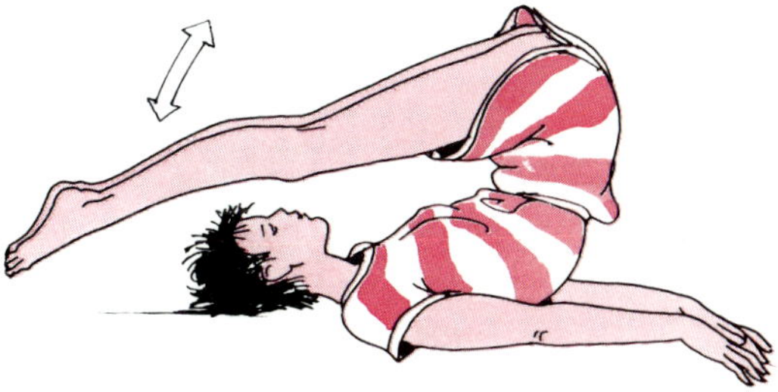

9. Setzen Sie sich auf den Boden, und rollen Sie sich langsam zum Liegen zurück. Die Arme liegen neben dem Körper. Gleichzeitig die gestreckten Beine heben und mit den Fußspitzen hinter dem Kopf auf den Boden tippen. Ganz langsam den Körper wieder über die Rückenwirbel abrollen und geradesitzen. 3 x üben.

10. Legen Sie sich lang hin. Mit viel Schwung die Beine und den Rumpf zur Kerze heben. Stützen Sie mit den Händen die Hüften ab. Die Beine in der Luft schütteln und schütteln. Wieder zum Sitzen kommen und den Rücken ganz gerade strecken. 10 x üben.

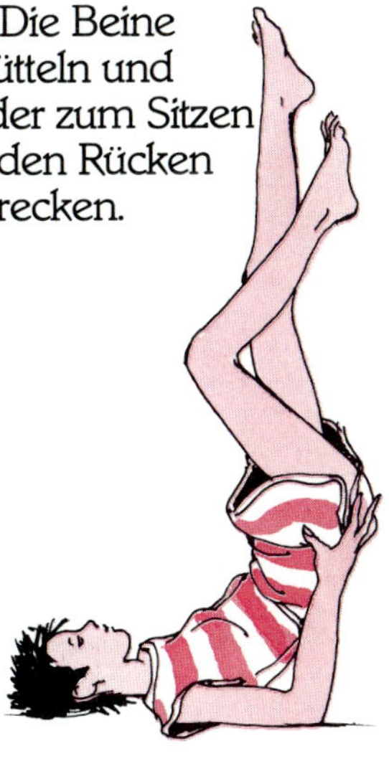

2

Springlebendig durch die Woche

Ein Sieben-Tage-Gymnastikprogramm
von Montag bis Sonntag

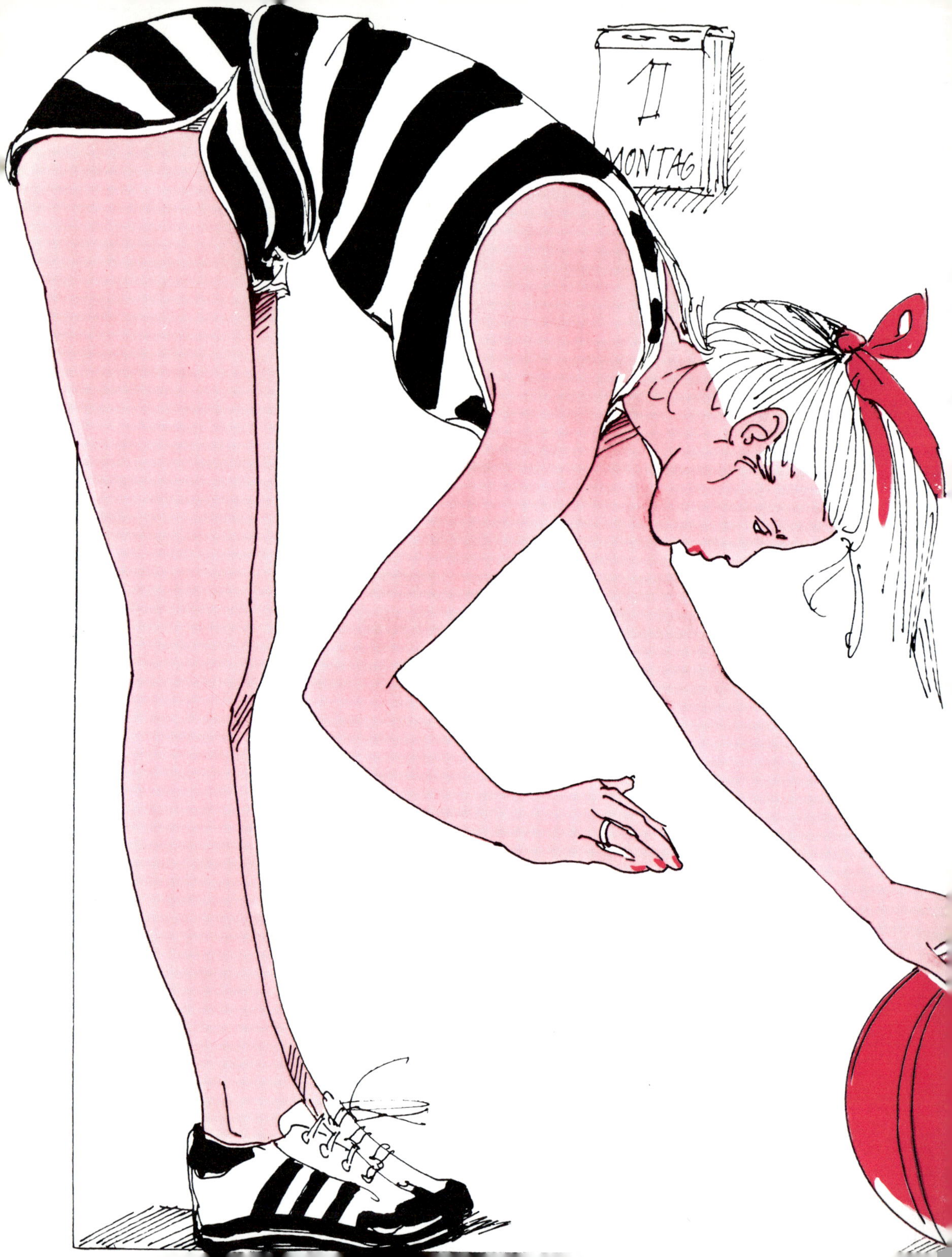
1
MONTAG

Täglich genügen einige Minuten Gymnastik, um die Gelenke locker und elastisch zu halten oder zu machen. Üben Sie morgens, mittags oder abends, ganz wie es Ihre körperliche und seelische Verfassung am besten zuläßt. Die Hauptsache ist, Sie turnen regelmäßig. Bei knapper Zeit ist es besser, mal eine Übung auszulassen, als die Gymnastik ganz einzustellen. Mit diesem Sieben-Tage-Programm trainieren Sie Ihren Körper täglich einmal durch. Die erste Übung bringt immer den Kreislauf tüchtig in Schwung.

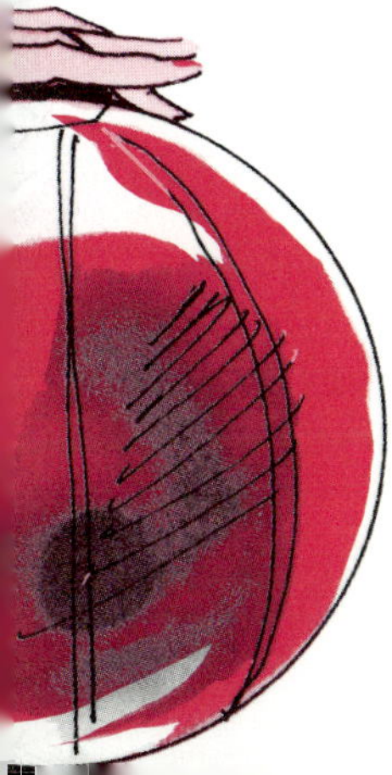

Montag

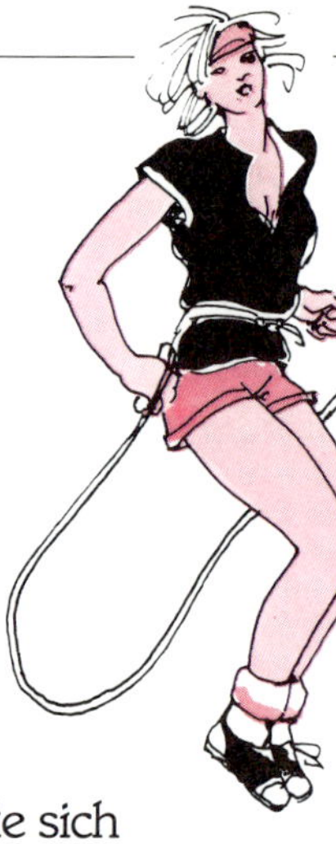

1. Springen Sie Seil. Das geht auch ohne Tau, wenn Sie sich einfach einbilden, Sie hätten eins. Machen Sie die typisch schwingenden Armbewegungen, und springen Sie im Schlußsprung (beide Füße zusammen) hoch. 10 x langsam, 10 x schnell, 10 x langsam. Zur Entspannung danach 3 x tüchtig durchatmen.

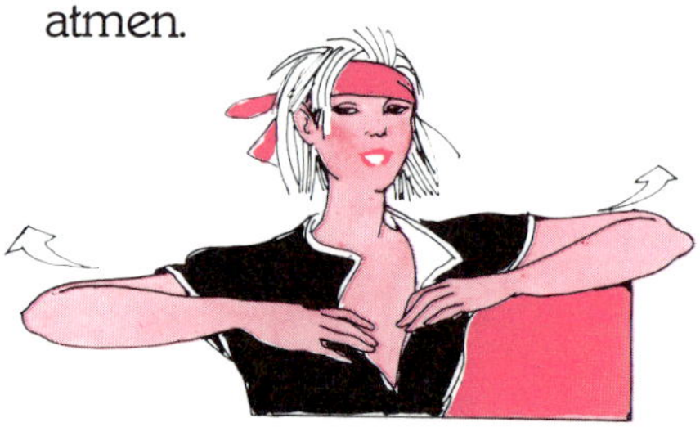

2. Arme vor der Brust anwinkeln, die Fingerspitzen stoßen aneinander. 2 x nach hinten federn, dann die Arme weit zur Seite ausbreiten und mit gestreckten Armen 2 x nach hinten federn, so daß die Schulterblätter zusammenkommen. Die gesamte Übung 6 x.

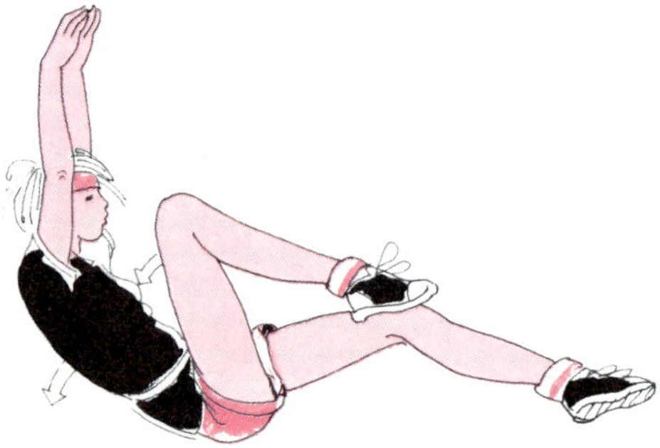

3. Setzen Sie sich auf den Boden. Beide Arme hochstrecken und ein Knie anziehen. In dieser Stellung langsam nach hinten rollen und wieder zum Sitzen hochkommen. Abwechselnd mit dem rechten und linken Bein üben. Je 6 x.

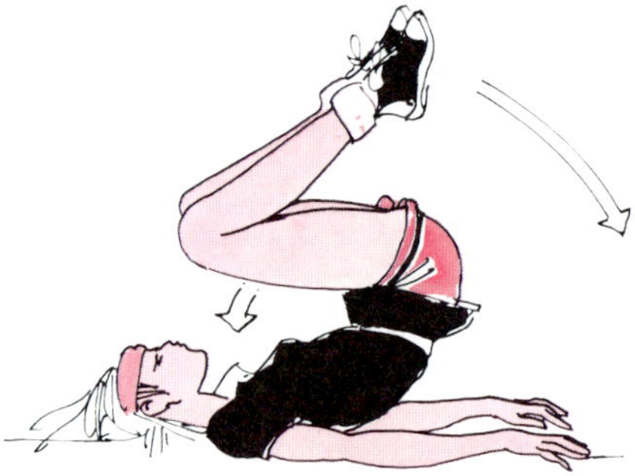

4. Legen Sie sich lang ausgestreckt auf den Rücken, die Arme ruhen seitlich neben dem Körper. Jetzt beide Beine geschlossen hochstrecken und die Knie bis auf die Brust herunterziehen. Beine wieder nach oben strecken und langsam zum Boden senken. 10 x.

5. Mit gegrätschten Beinen aufrecht hinstellen, die linke Hand auf die Hüfte stützen. Die rechte Hand hält einen schweren Gegenstand (Buch oder Hantel). Den rechten Arm mit dem Gegenstand im hohen Bogen über den Kopf zur linken Seite schwingen und dabei den Oberkörper nach links neigen. Einatmen. Den Arm wieder zurückschwingen, vor dem Körper auspendeln lassen und ausatmen. Mit jedem Arm 10 x.

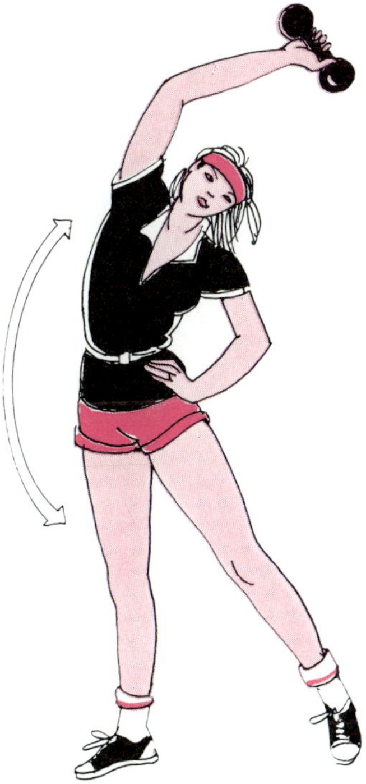

Dienstag

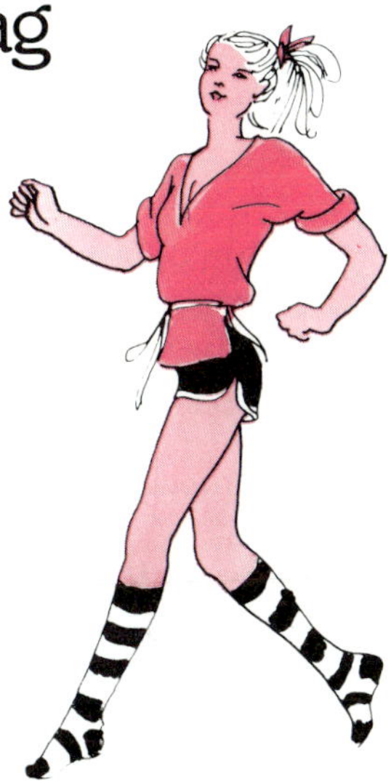

1. Laufen Sie auf der Stelle. Laufen, laufen, laufen! Die angewinkelten Arme schwingen locker mit. Schön die Knie heben und die Füße abrollen lassen. Mal langsamer laufen, mal schneller. Dabei bis 100 zählen. Dann langsam durch das Zimmer gehen und dabei entspannen.

2. Mit jeder Schulter 10 x nach vorn und 10 x nach hinten kreisen. Anschließend je 10 x mit beiden Schultern zugleich erst nach vorn, dann nach hinten kreisen.

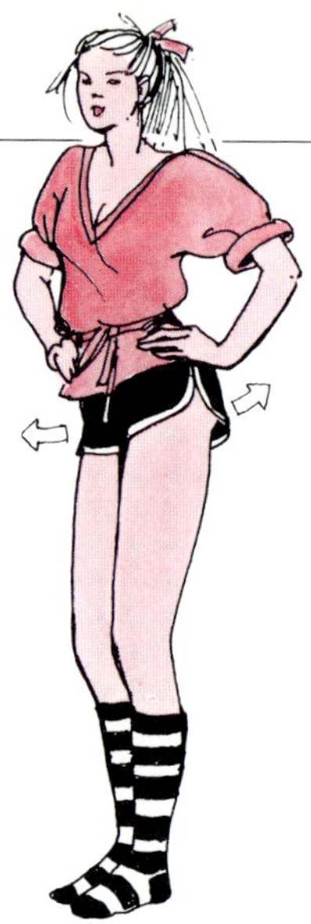

3. Die Hände hinter dem Kopf verschränken, die Beine leicht grätschen. Den Oberkörper tief nach vorn fallen lassen und 2 x nachwippen. Hochkommen, sich nach hinten beugen und wieder 2 x nachwippen. Je 3 x üben.

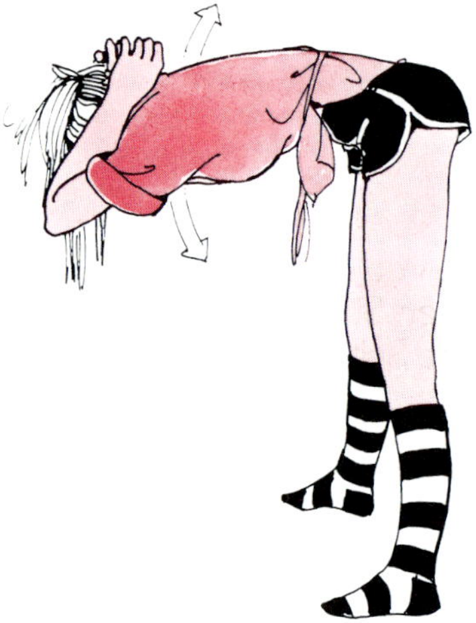

4. Mit geschlossenen Beinen aufrecht stehen, Hände auf die Hüften stützen. Jetzt die Hüften mit viel Schwung abwechselnd nach rechts und links schieben. Kopf und Schultern bleiben ganz ruhig, nur die Hüften sollen kräftig bewegt werden. 20 x üben.

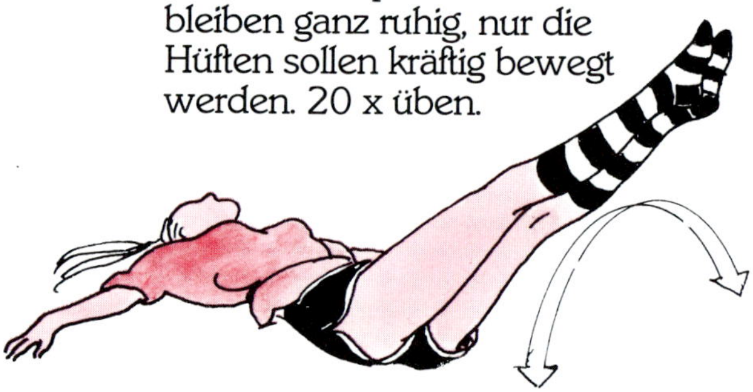

5. Legen Sie sich auf den Rücken, und strecken Sie beide Arme zur Seite. Die Beine geschlossen heben, bis 10 zählen, und ganz langsam wieder senken. 4 x.

Mittwoch

1. Legen Sie ein Kissen auf den Boden. Die Hände auf die Hüften stützen und im Schlußsprung von links nach rechts und umgekehrt über das Kissen springen. In den Knien locker nachgeben. 12 x.

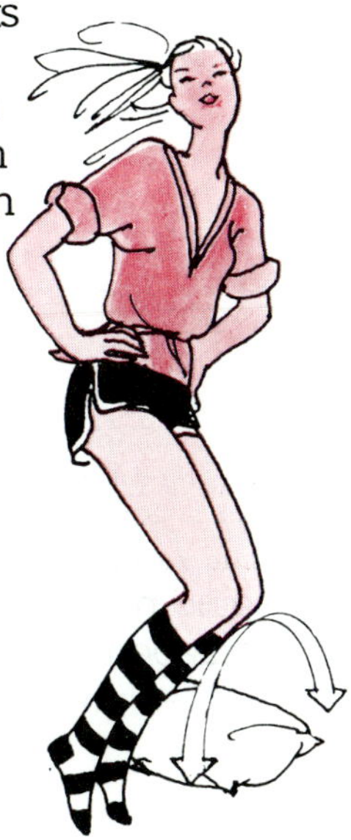

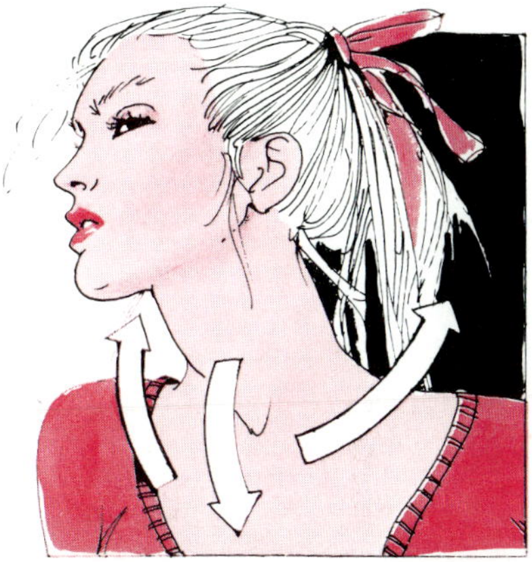

3. Gerade stehen und den Kopf nach vorn fallen lassen. Drehen Sie den Kopf über die rechte Schulter nach hinten, über die linke Schulter zurück nach vorn. Je 10 x mit dem Kopf nach rechts und nach links kreisen. Die Hände auf die Hüften stützen.

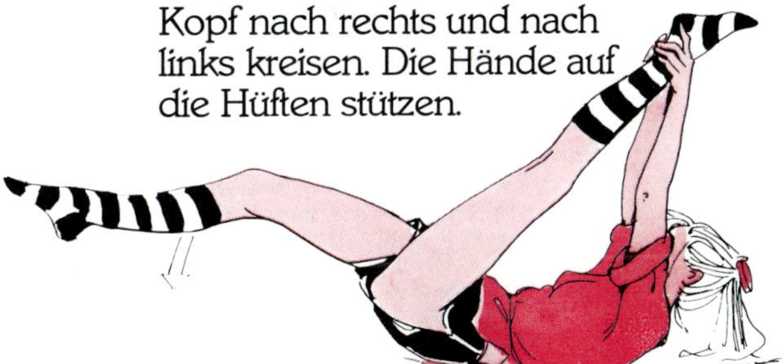

2. Setzen Sie sich auf den Boden, halten Sie den Rücken gerade und den Kopf hoch erhoben. Die Hände im Nacken verschränken. Mit den Ellenbogen abwechselnd rechts und links neben den gestreckten Beinen zum Boden wippen. Je 10 x.

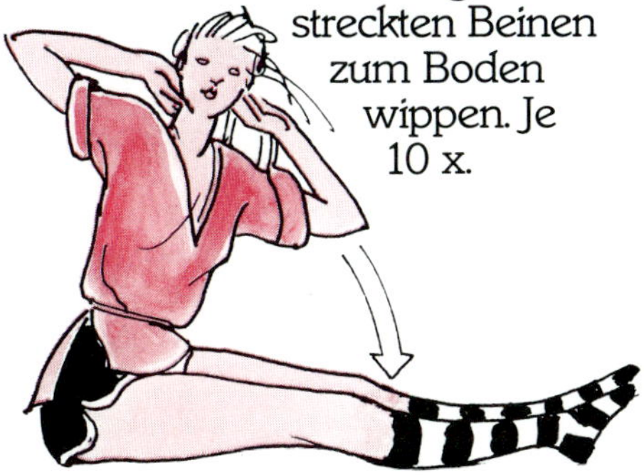

4. Legen Sie sich auf den Rücken, und strecken Sie die Beine in die Luft. Das ausgestreckte linke Bein mit den Händen festhalten, das rechte so weit wie möglich auf den Boden senken. Mit jedem Bein 10 x.

5. Gerade stehen, die Arme über den Kopf heben – einatmen. Neigen Sie sich mit Schwung vor, und schleudern Sie die Arme rechts an den Beinen vorbei weit nach hinten – ausatmen. Strecken Sie sich wieder nach oben – und nun beide Arme nach links an den Beinen vorbeischwingen. Zu jeder Seite 6 x.

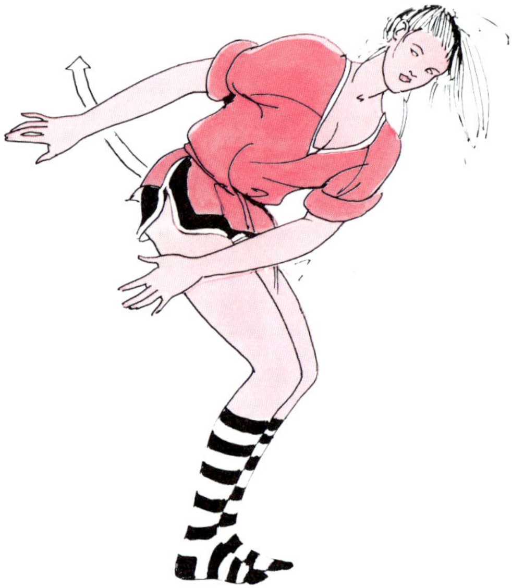

Donnerstag

1. Die Arme nach oben strecken, auf die Zehenspitzen stellen und sich weit nach oben recken, als wollten Sie in die Wolken greifen. Der Kopf liegt im Nacken, die Augen blicken nach oben. Auf den Fußspitzen trippeln, sich strecken und dehnen – und dann in sich zusammensinken. Der Kopf ist gesenkt, der Rücken ganz rund. Wieder hochkommen, wieder herunter. Im schnellen Wechsel je 10 x.

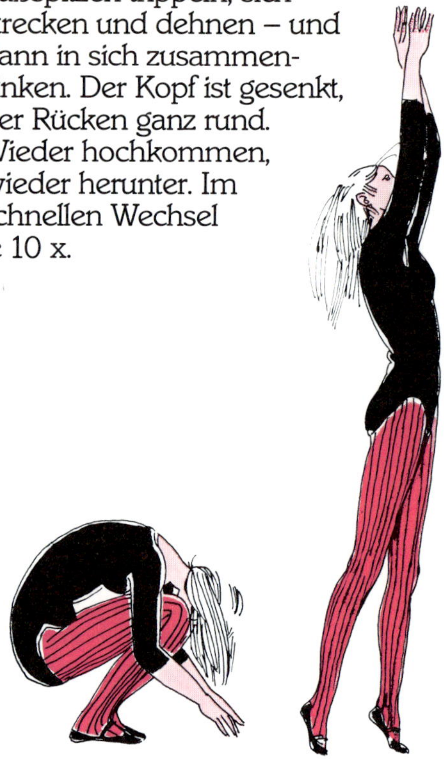

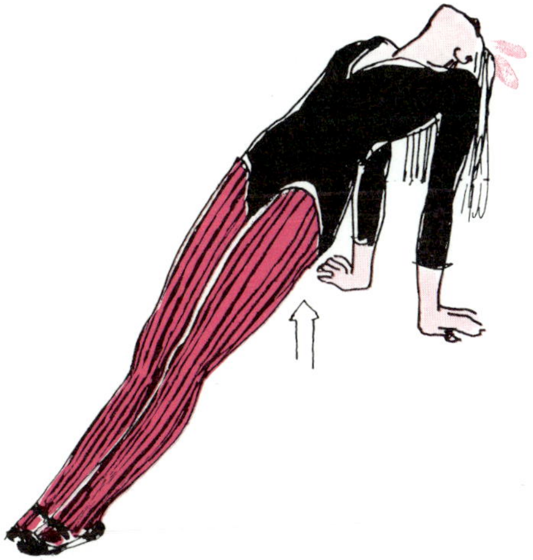

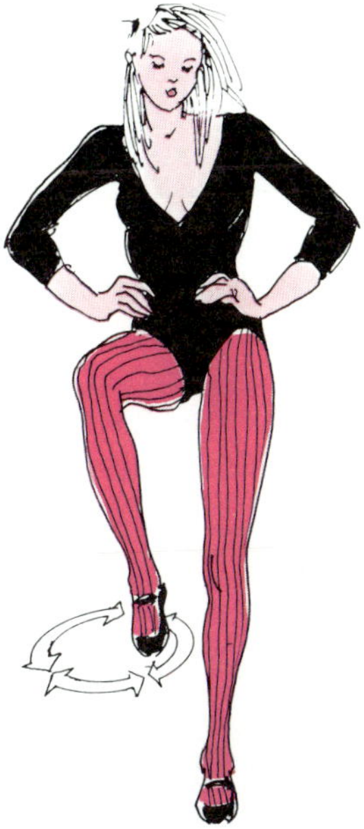

2. Setzen Sie sich aufrecht hin, und stützen Sie die Hände schräg hinter sich auf. Jetzt das Becken heben – die Beine bleiben gestreckt – und den Kopf soweit wie möglich nach hinten herunterhängen lassen. Den Rücken kräftig strecken und dehnen. Wieder hinsetzen. 8 x.

3. Halten Sie sich mit der rechten Hand an einer Stuhllehne fest. Ganz geradestehen und das linke Bein gestreckt und locker nach vorn und nach hinten pendeln lassen. Dabei mit der Fußsohle über den Boden schleifen. Das Bein immer höher und höher schwingen. Drehen Sie sich um, und schwingen Sie dann das rechte Bein. Je 20 x.

4. Im Stehen die Hände auf die Hüften stützen. Ein Bein anwinkeln, das andere bleibt gestreckt. Mit dem angewinkelten Bein bei gestrecktem Fuß kleine Kreise vor dem Körper beschreiben, 10 x nach innen, 10 x nach außen. Dann mit dem anderen Bein üben.

5. Hüpfen Sie durch das Zimmer, und schütteln Sie sich gründlich aus. Hände, Arme, Beine und Füße nach allen Seiten schwingen und hüpfen, wieder schütteln und hüpfen und schütteln.

Freitag

1. Klatschen Sie sich selbst mal tüchtig Beifall: Gerade stehen und von einem Fuß auf den anderen hüpfen. Dabei die Beine weit nach vorn schleudern und jedesmal unter dem hochgehobenen Bein schnell in die Hände klatschen. 30 x.

2. Stellen Sie sich vor, Sie müßten ein dickes Seil von oben herabziehen. Umfassen Sie das gedachte Tau mit beiden Händen, und ziehen Sie es kräftig herunter. Jede Hand holt mit gespreizten Fingern weit aus und greift immer wieder über die andere. Der Kopf liegt dabei im Nacken, die Augen blicken nach oben. Schön gerade stehen und bis 30 zählen.

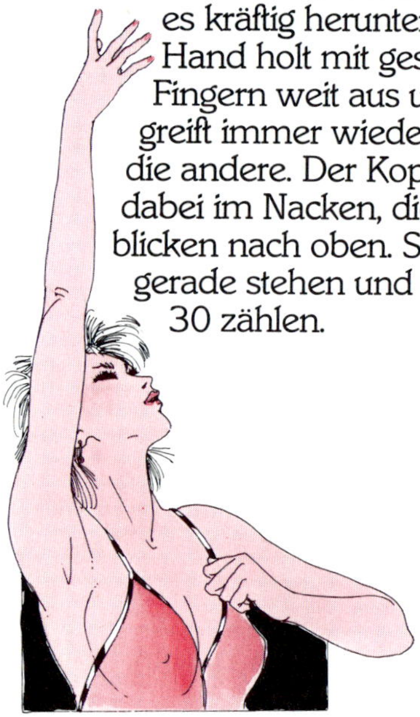

3. Legen Sie sich auf den Bauch, und stützen Sie die Arme vorn auf. Aus dem Liegestütz heraus das rechte Bein mit Schwung zur Seite und wieder zurück führen. Das linke Bein bleibt gerade ausgestreckt auf dem Boden. Mit jedem Bein 10 x.

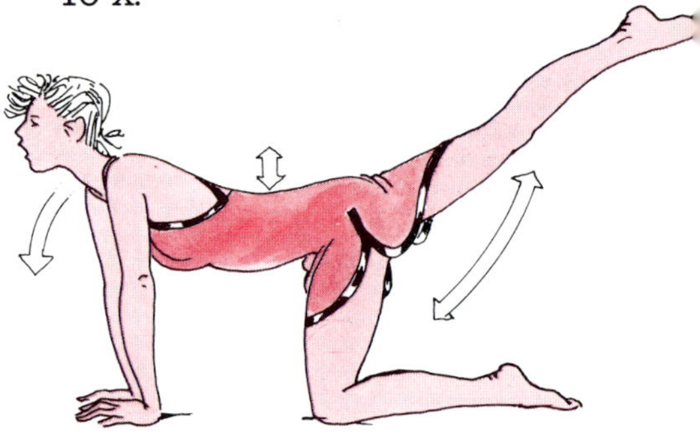

4. Im Knien beide Hände vorn aufstützen und einen runden Katzenbuckel machen. Das Kinn gegen den Oberkörper pressen, das rechte Knie nach vorn bis zur Nasenspitze ziehen. Anschließend das Bein nach hinten hochstrecken und den Kopf heben. Abwechselnd 8 x mit jedem Bein.

5. Eine unsichtbare Gymnastikübung, die Sie sitzend und stehend machen können – sogar an der Bushaltestelle: Ziehen Sie den Bauch kräftig ein, als wollten Sie ihn an die Wirbelsäule drücken. Langsam bis 6 zählen und den Bauch wieder vorschnellen lassen. Achtung! Nur 3 x üben und dabei tief durchatmen.

Sonnabend

1. Auf der Stelle laufen, als müßten Sie den Bus noch erreichen, dabei bis 30 zählen. Dann abwechselnd schnell jedes Knie bis zur Brust heben. Je 10 x. Dann wieder auf der Stelle laufen und mit den Fersen an den Po schlagen. 20 x. Zum Verpusten strecken Sie sich lang auf dem Boden aus.

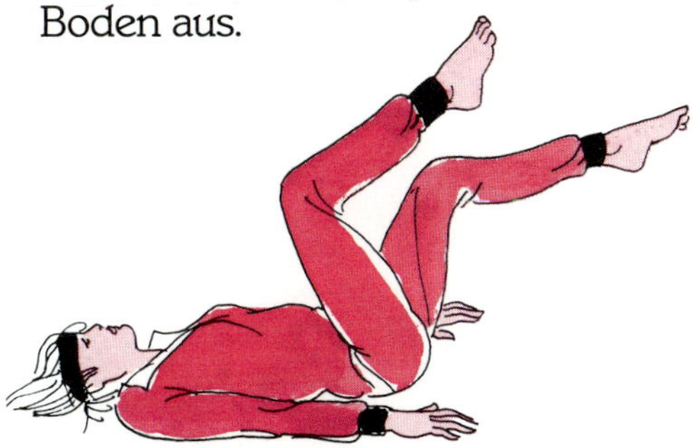

2. Auf den Rücken legen und mit leicht angehobenen Beinen in der Luft radeln, radeln, radeln – so lange Sie können.

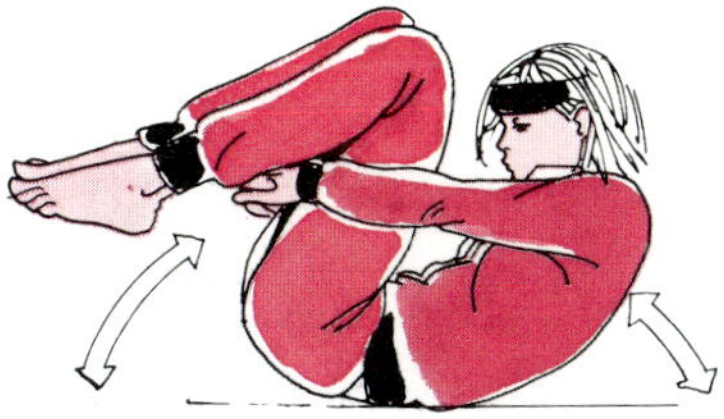

3. Im Sitzen auf dem Boden beide Hände unter den Knien verschränken. Den Kopf senken. Jetzt auf dem Rücken wie auf einer Schaukel nach hinten und nach vorn rollen. Schwungvoll üben. Beim Zurückrollen die Beine lang strecken, beim Vorrollen anwinkeln.

4. Legen Sie sich lang auf den Rücken. Die Arme ruhen gerade hinter dem Kopf, die Beine sind gespreizt. Mit viel Schwung den Oberkörper aufrichten und nach vorn fallen lassen. Dabei mit den Fingerspitzen 10 x den linken Fuß und 10 x den rechten Fuß berühren.

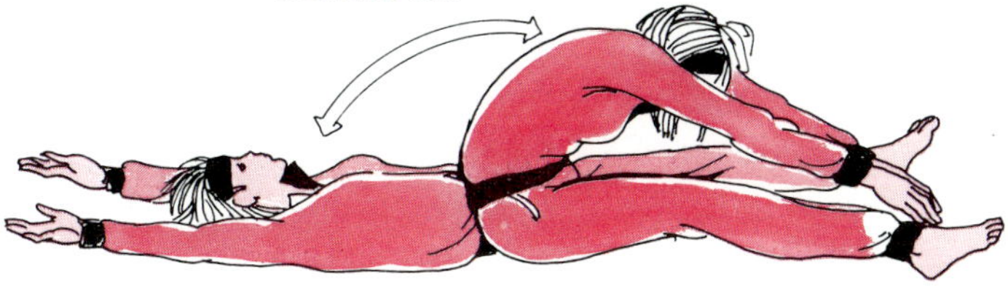

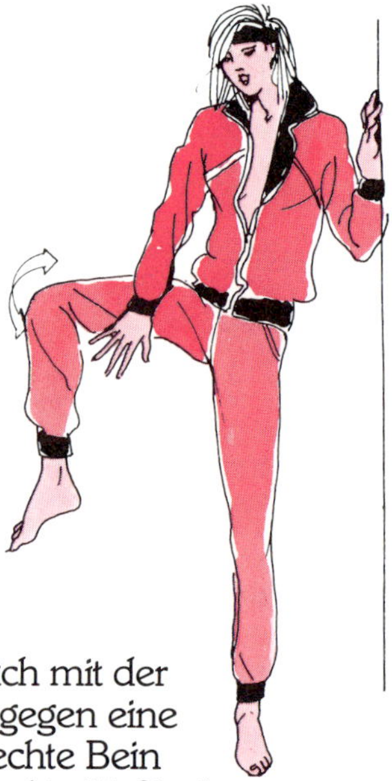

5. Stützen Sie sich mit der linken Hand gegen eine Wand. Das rechte Bein anwinkeln und in Hüfthöhe heben. Das angehobene Bein abwechselnd strecken und beugen. Der Oberkörper bleibt gerade und aufrecht. Je 7 x.

Sonntag

1. Radio oder Kassettenrecorder anstellen oder eine Platte auflegen. Bei schwungvoller Musik durch das Zimmer tanzen. Beine und Arme schwingen, sich drehen, drehen, bücken, wieder strecken und voller Energie zur Musik tanzen, tanzen, tanzen. Dann tief durchatmen und sich strecken und drehen.

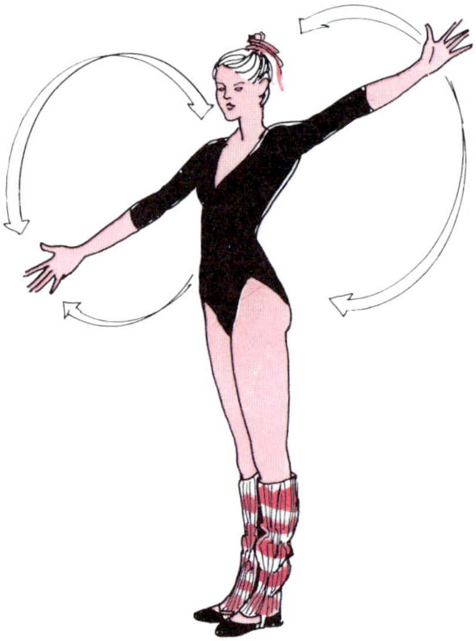

2. Kreisen Sie mit den Armen – mit jedem Arm 10 x nach vorn, dann 10 x nach hinten. Zum Schluß mit beiden Armen gemeinsam kreisen. In den Knien leicht nachgeben.

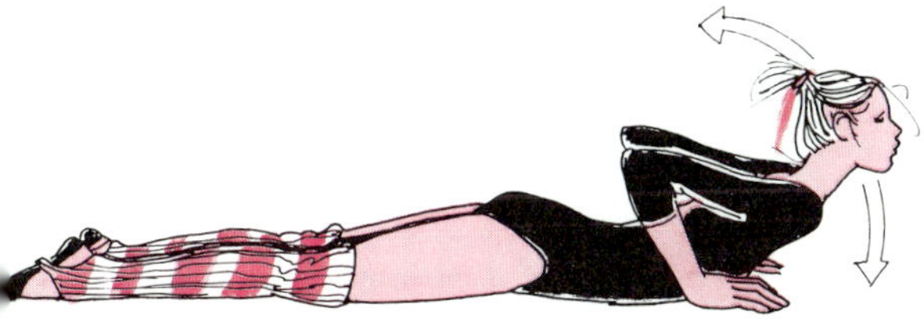

3. Auf den Bauch legen, die Handflächen in Schulterhöhe aufstützen, ganz langsam erst Kopf und Nacken heben und schließlich den ganzen Oberkörper. Dabei einatmen. Der Körper unterhalb des Nabels bleibt ruhig auf dem Boden liegen. Spüren Sie einen leichten Druck in der Kreuzgegend? Dann ist die Übung richtig. Langsam und fließend den Oberkörper abrollend senken – ebenfalls Nacken und Kopf. Dabei ausatmen und flach auf dem Bauch liegenbleiben, die Hände lose aufgestützt, die Beine liegen ausgestreckt nebeneinander. 3 x.

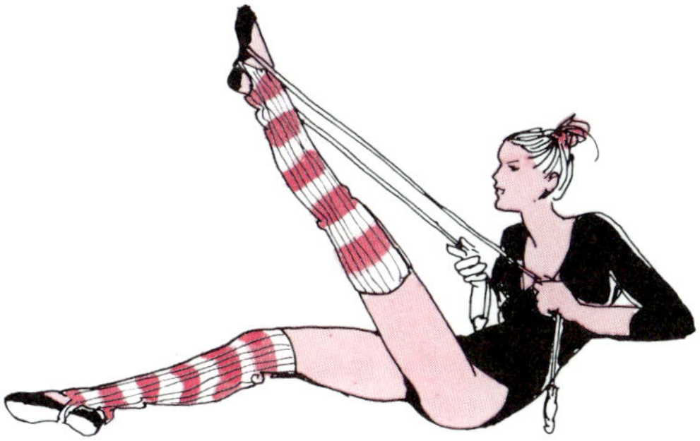

4. Auf den Boden setzen, den Rücken gerade halten, die Beine lang ausstrecken. Ein Spring- oder Wäscheseil um den linken Fuß schlingen und damit das Bein nun gestreckt hochziehen – bis der Kopf das Knie berühren kann. Dann die gleiche Übung mit dem rechten Bein. Je 5 x.

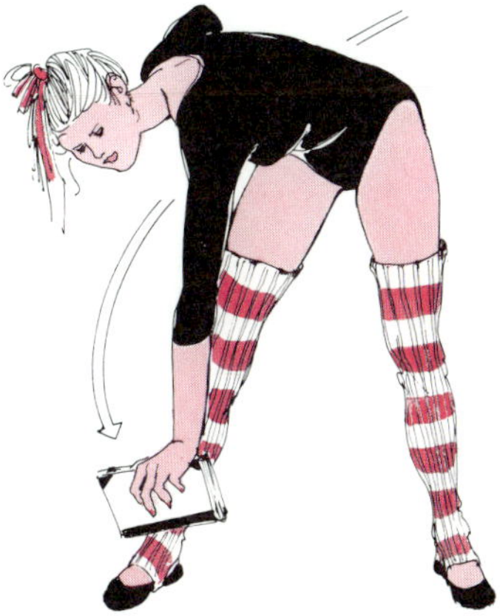

5. Stellen Sie sich mit durchgedrückten Knien gerade hin, die Beine grätschen. Nehmen Sie einen handlichen, schweren Gegenstand in die linke Hand, schwingen Sie den Oberkörper hinunter zum rechten Fuß, und wippen Sie leicht nach. Wieder gerade aufrichten. Dann Wechsel nach links. Mit jedem Arm 7 x.

3

Gymnastik für das Gesicht

Für klare Konturen und straffe Haut

Kontrollieren Sie Ihre Mimik

Verziehen Sie öfter mal Ihre Miene! Dadurch werden die Gesichtsmuskeln kräftiger, und die Haut bleibt länger straff und faltenfrei.

● Ziehen Sie oft die Augenbrauen zusammen? Dann prägen sich die Stirnfalten tief ein. Bitten Sie gute Freunde, Sie auf Ihre falsche Gewohnheit aufmerksam zu machen. Oder stellen Sie sich doch mal für einige Tage einen Spiegel auf den Arbeitstisch. Immer, wenn Sie sich beim Stirnrunzeln ertappen, sofort die Stirn entspannen. Mit den Handflächen behutsam von links nach rechts und von rechts nach links über die Stirn streichen.

- Nicht gedankenlos blinzeln. Das ergibt die strenge steile Falte über der Stirn. Bei Sonnenschein eine Sonnenbrille tragen. Lassen Sie Ihre Augen untersuchen, wenn Sie häufig blinzeln. Vielleicht brauchen Sie eine Brille.
- Negative Gedanken prägen den Gesichtsausdruck genauso wie eine unbeherrschte Mimik. Menschen, die sich bemühen, positiv zu denken und zu handeln, haben meist ein harmonisches, ausgeglichenes Gesicht – trotz der Falten, die sich jeder im Laufe des Lebens anlacht.

Hautcreme und Massage

Durch behutsamen Umgang mit der zarten Gesichtshaut und durch Training der Muskeln prägen sich die natürlichen Falten nicht tief in die Haut ein – und die Gesichtskonturen bleiben klar und elastisch.

Aus dem täglichen Eincremen morgens und abends können Sie eine Antifalten-Massage und ein wirksames Gesichtstraining machen.

Grundregel
Sanft mit der Haut umgehen, sie nie zerren oder ziehen.

Für die Stirn
Creme von der Nasenwurzel aus mit der rechten Hand zur rechten Schläfe und mit der linken Hand zur linken Schläfe streichen. Mit kleinen kreisenden Bewegungen der Fingerspitzen vom Nasenrücken aus die Seitenpartien eincremend massieren.

Für die Augen-Umgebung
Creme vom äußeren Augenwinkel über das Unterlid bis zur Nase und über das Oberlid zurück zum äußeren Augenwinkel eintupfen. Mit einer Hand die Haut am äußeren Augenwinkel leicht festhalten, damit sie nicht gezerrt wird.

Für die Wangen
Die Haut mit kreisenden Bewegungen von unten nach oben eincremen und mit leichtem Druck massieren.

Für die Mundpartie
Vom Kinn aus zur Oberlippe die Mundpartie eincremen, immer kreisförmig rechts herum.

Für den Hals
Die rechte Halsseite mit der linken Hand, die linke Seite mit der rechten Hand kreisend einreiben. Nicht auf die Schilddrüse drücken!

Für das Dekolleté
Bis hin zu den Schultern das Dekolleté mit kreisenden Streicheleinheiten eincremen. Wenn Sie rechts massieren, den Kopf leicht nach links drehen. Massieren Sie links, den Kopf nach rechts wenden.

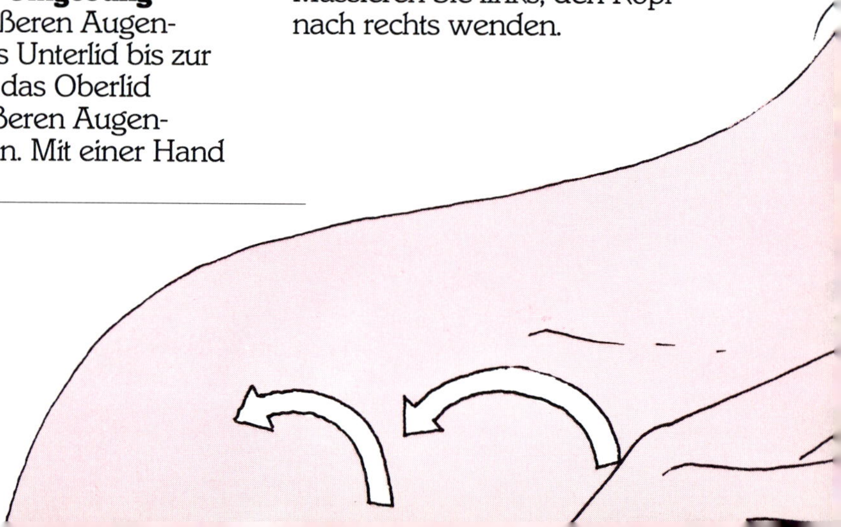

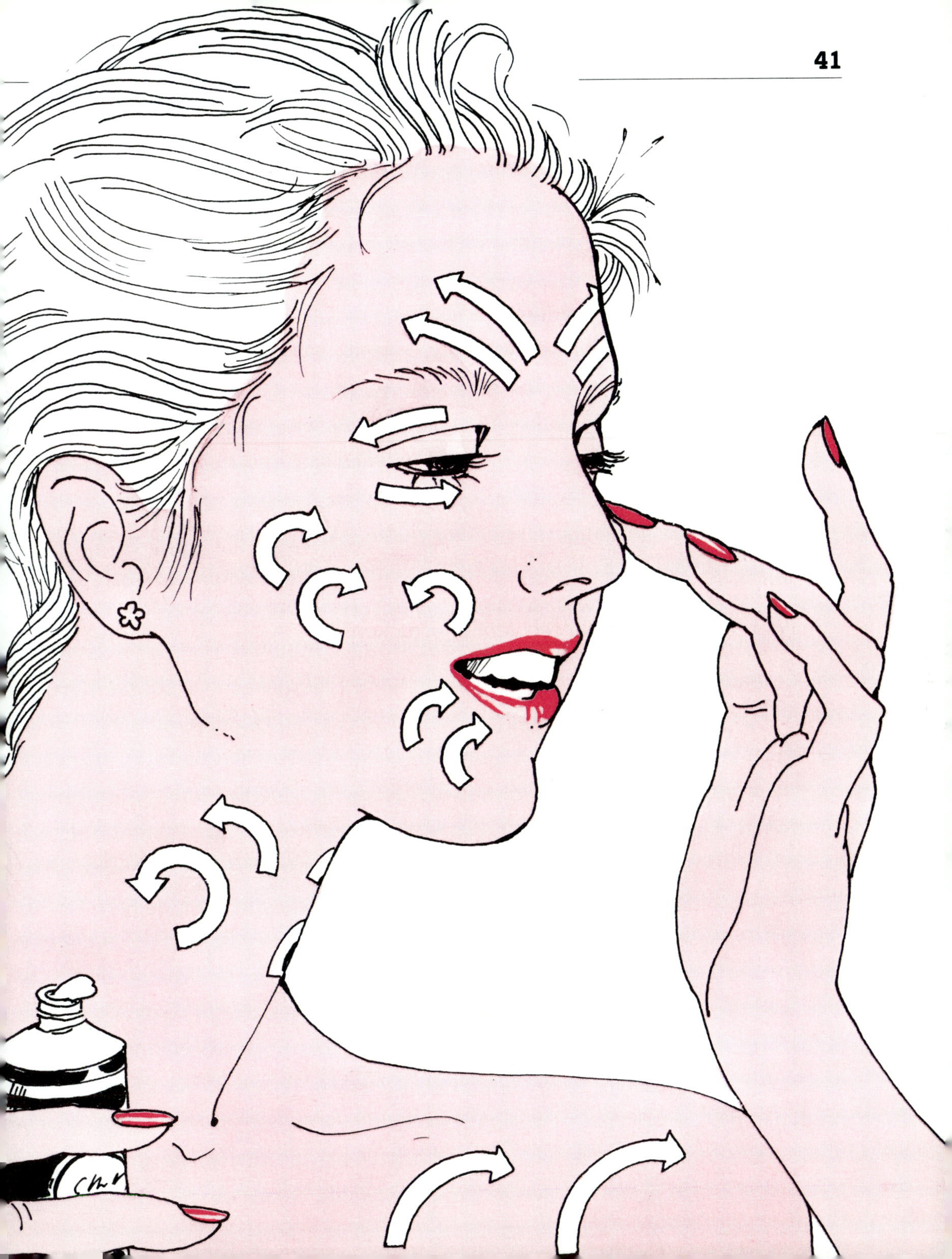

Zehn Übungen gegen Falten im Gesicht

Gegen Stirnfalten

1. Die Finger fest über die Augenbrauen legen. Gegen diesen Widerstand versuchen, die Brauen hochzuziehen. Dadurch werden die Muskeln angespannt, ohne daß sich Falten bilden. Stumm bis sechs zählen. Dann loslassen und entspannen. 3 x. Die Stirnmuskeln kräftigen sich, die Brauen behalten ihren natürlichen Schwung, und die Augen öffnen sich weit.

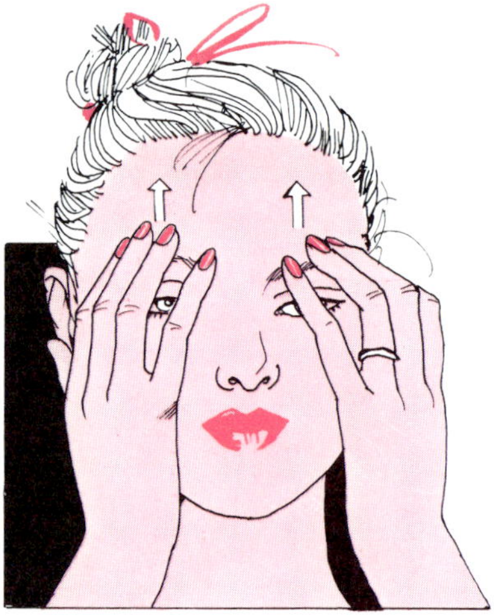

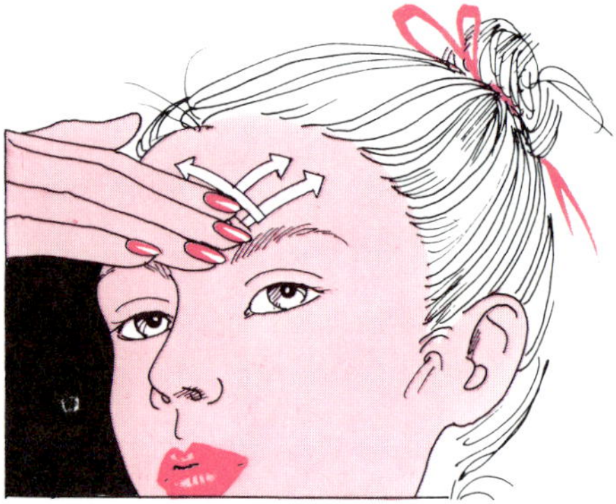

Gegen Nasenfalten

2. Streichen Sie sanft, aber mit Nachdruck fächerförmig mit den Fingerspitzen einer Hand von der Nasenwurzel über eine Augenbraue bis zu ihrem Ende – und beginnen Sie wieder von vorn. Mit der linken Hand nach links, mit der rechten Hand nach rechts. Je 5 x.

3. Die Fingerspitzen beider Hände über die Nasenwurzel setzen und von dort aus die Finger mit kreisenden Bewegungen über die Stirn bis zu den Brauenenden nach rechts und links führen. 5 x.

Gegen Augenfalten
Der Augenringmuskel muß sich bewegen, sonst erschlafft er – und damit auch die darüber liegende Haut. Die beiden folgenden Übungen helfen gegen Blinzelfältchen und geschwollene Partien unter den Augen:

4. Drücken Sie die Fingerspitzen gegen die Schläfenhaut, und versuchen Sie, gegen diesen Widerstand anzublinzeln. Dann die Fingerspitzen Zentimeter für Zentimeter bis zum Jochbein nach unten versetzen und weiterblinzeln. Langsam bis sechs zählen, entspannen – und die Übung, wieder an den Schläfen beginnend, 1 x wiederholen.

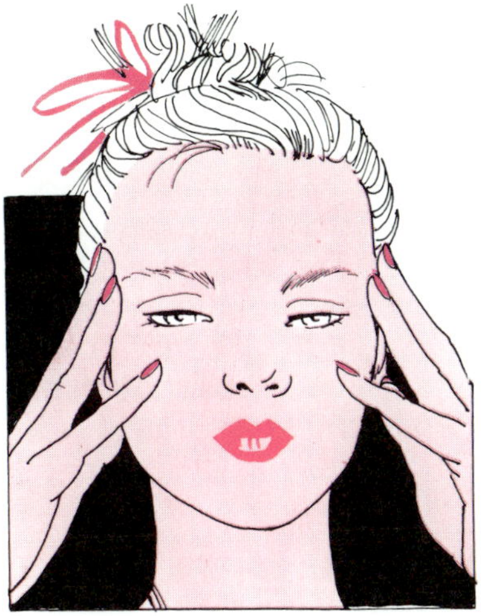

5. Den Kopf aufrecht halten, geradeaus schauen. Jetzt Ober- und Unterlider zum Blinzeln zusammen bringen, bis Sie fast nichts mehr sehen können. Bis sechs zählen, die Augen weit öffnen, in die Ferne sehen. Die Übung noch 2 x wiederholen.

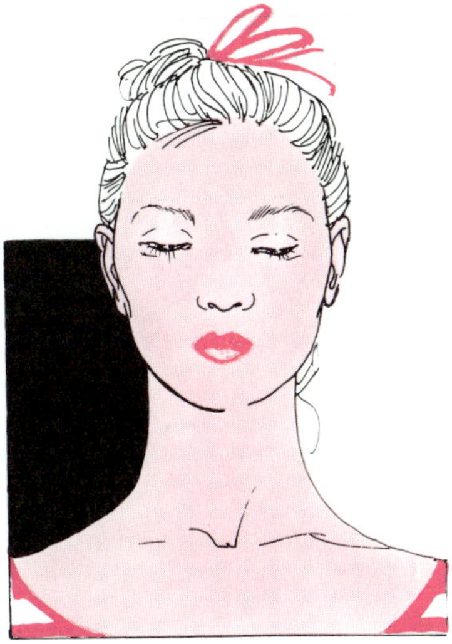

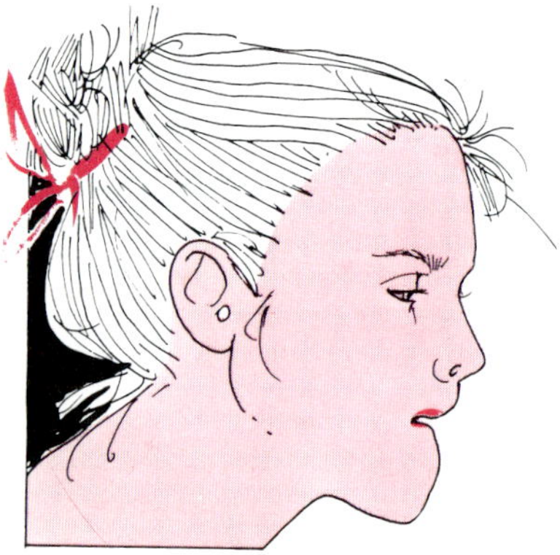

Gegen Mundfalten

6. Ziehen Sie die Ober- und Unterlippe straff über die Zähne, das beugt den strahlenförmigen Lippenfältchen vor. Dabei bis sechs zählen und die Lippen entspannen. 3 x.

7. Spitzen Sie die Lippen zu einem ausdrucksvollen O. Streichen Sie dabei mit den Fingerspitzen immer wieder von der Oberlippe zu den Wangen. Bis sechs zählen, dann den Mund locker schließen. Entspannt bis sechs zählen und wieder O sagen. Die gesamte Übung 3 x wiederholen.

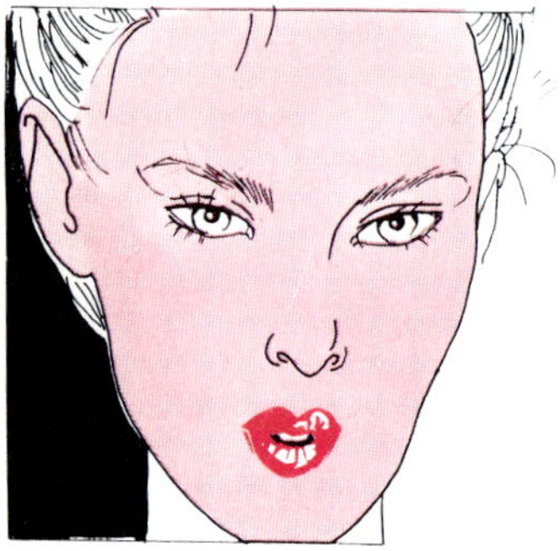

Gegen Halsfalten

8. Aufrecht stehen oder sitzen. Den Kopf ganz langsam zur linken Schulter drehen und genauso langsam wieder nach vorn wenden. Den Kopf nach rechts drehen und langsam zur Mitte zurückkommen. Während der Übung ganz langsam bis 24 zählen, jede Phase hat sechs Sekunden. 2 x wiederholen.

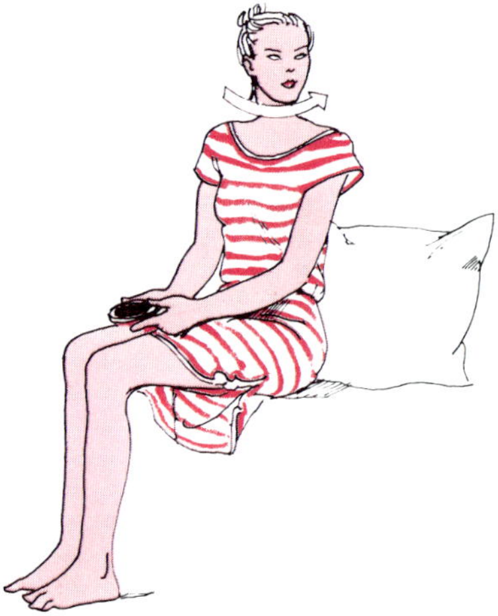

Gegen schlaffe Wangen

9. Lachen Sie, und ziehen Sie dabei die Mundwinkel so weit wie möglich nach oben. Stumm bis sechs zählen und den Mund entspannen. Noch 2 x üben.

Gegen das Doppelkinn
Den Kopf beim Stehen, Gehen, Sitzen immer schön hochhalten und nachts auf einem flachen Kissen schlafen. Das beugt dem Doppelkinn vor.

10. Die Finger einer Hand unter das Kinn legen und ein paar Worte laut sagen. Spannen Sie jetzt den Muskel an, den Sie beim Reden spüren. Den Kopf mit angespanntem Kinn langsam in den Nacken legen, bis sechs zählen. Muskel entspannen und den Kopf locker und langsam nach vorn fallen lassen. Noch 1 x wiederholen.

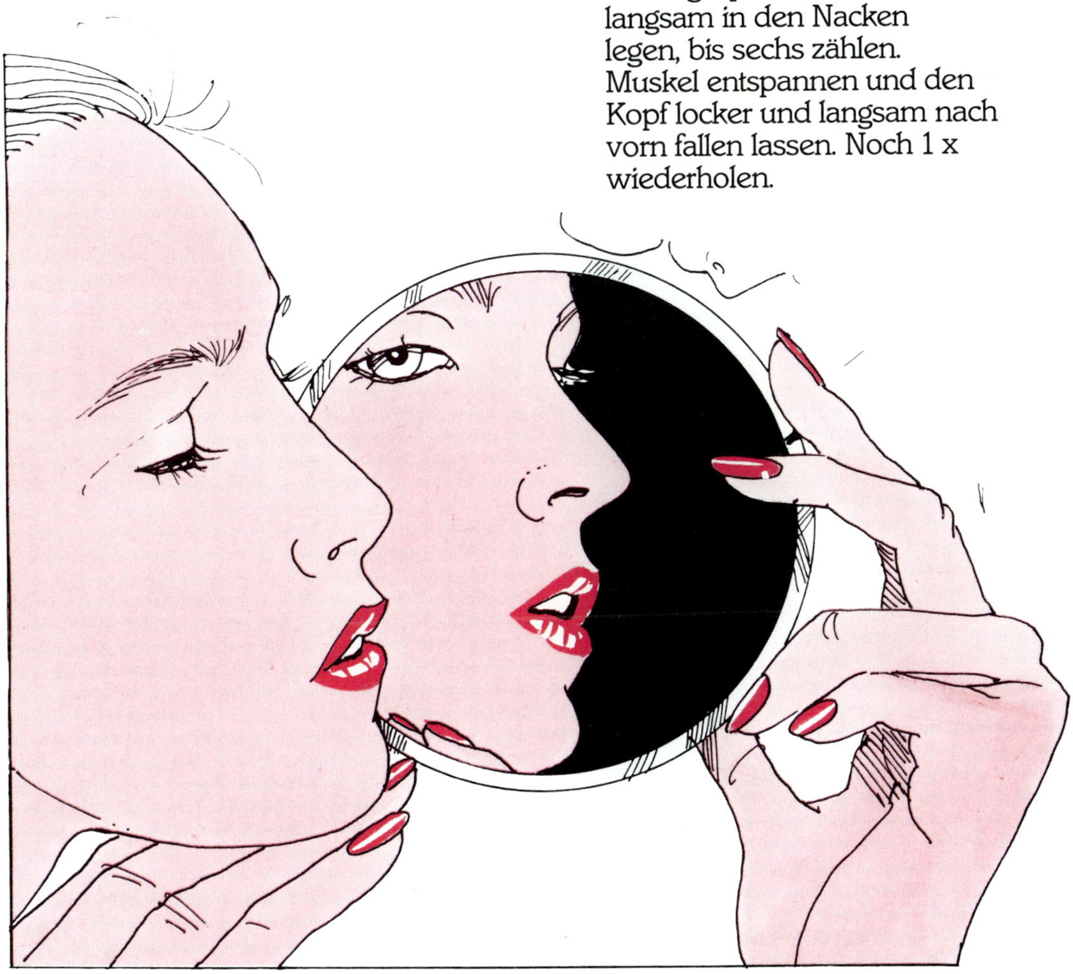

4

Gymnastik-Kur für eine gute Figur

Damit Ihre Problempunkte kein Problem werden

Jeder weiß selber, welchen Körperteil er durch Gymnastik trainieren möchte, um Lockerheit oder Straffheit für sich zu gewinnen. Alle Übungen in diesem Kapitel können Sie hintereinander oder durcheinander turnen, das tut dem ganzen Körper gut.
Gönnen Sie sich aber auch ein tägliches Extratraining, das ganz gezielt gegen Ihre schwachen Punkte vorgeht. Fangen Sie gleich mit den Übungen an.

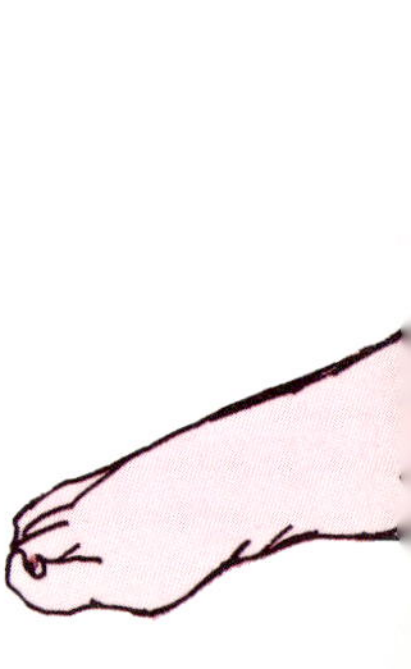

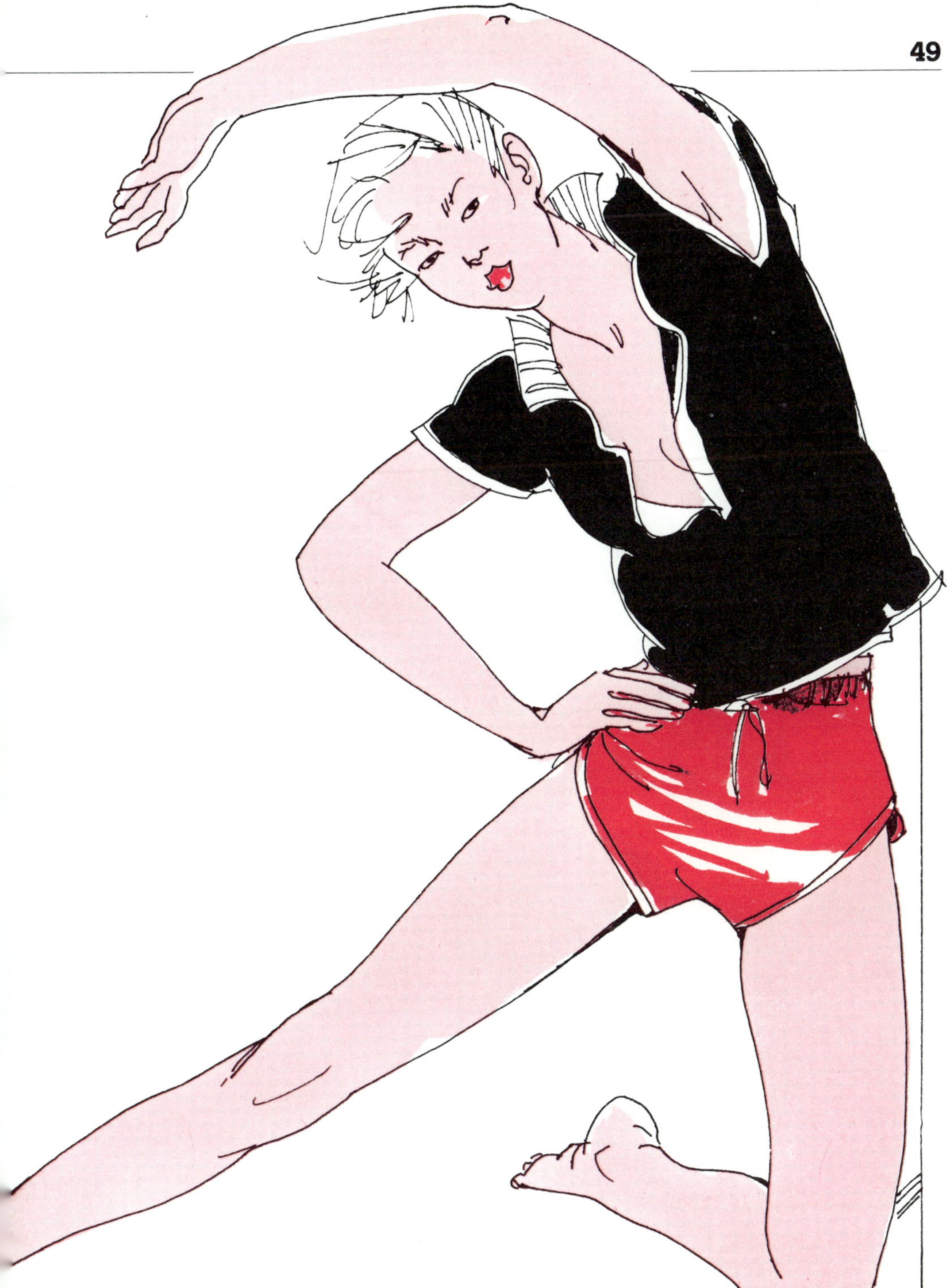

Kopf hoch – damit Kinn und Hals geschmeidi

Jede dieser Übungen 4 x hintereinander turnen – dabei nur Kopf, Hals und Nacken bewegen.

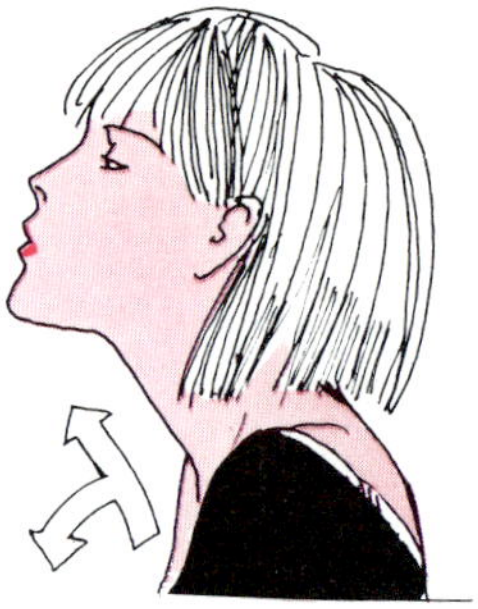

1. Den Kopf senken und langsam wieder heben.

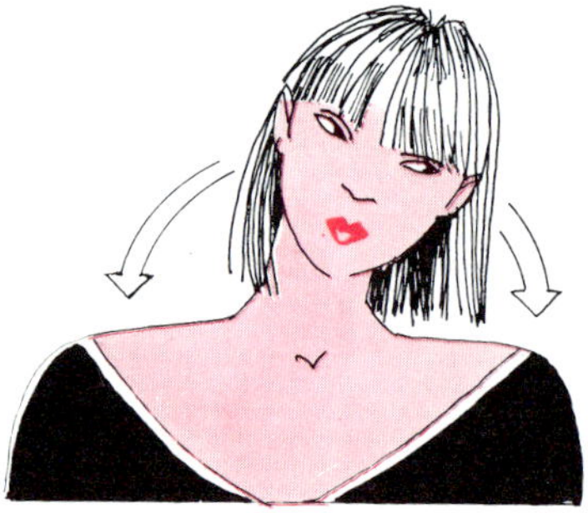

2. Den Kopf auf die rechte, dann auf die linke Schulter senken.
3. Den Kopf heben, das Kinn vorstrecken, Kinn entspannen, den Kopf nach vorn fallen lassen – und zwar richtig fallen lassen – nicht nur senken.
4. Das Kinn rasch nach vorn schieben und zurückziehen.

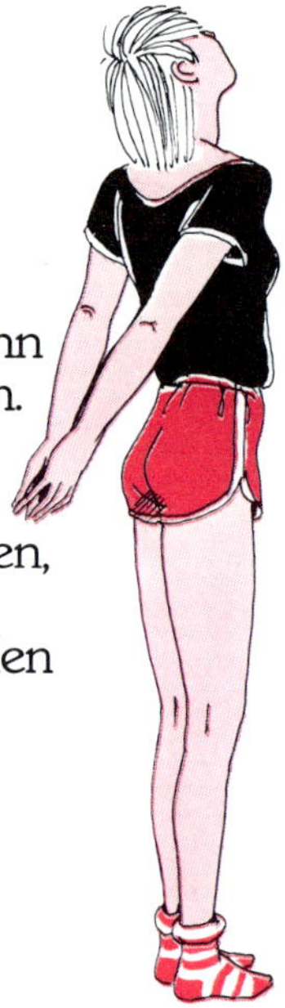

Nach diesen vier Übungen legen Sie sich lang auf den Boden, heben die Beine und stützen die Hüften mit den Händen ab, bis das Körpergewicht auf den Oberarmen und den Ellenbogen liegt. Bleiben Sie eine Weile in dieser Kerzenstellung, und atmen Sie durch die Nase tief ein und aus. Die Beine langsam wieder senken – und den Körper entspannen.

1. Den Kopf nach vorn senken und einmal nachfedern, den Kopf zurücklegen und wieder nachfedern. 6 x üben.
2. Kerzengerade stehen und die Handflächen auf dem Rücken gegeneinanderpressen. Das Kinn auf die Brust fallen lassen, die Arme dabei soweit wie möglich nach hinten strecken. Dann den Kopf in den Nacken legen und dabei die Unterlippe über die Oberlippe schieben. 8 x üben.

und straff bleiben

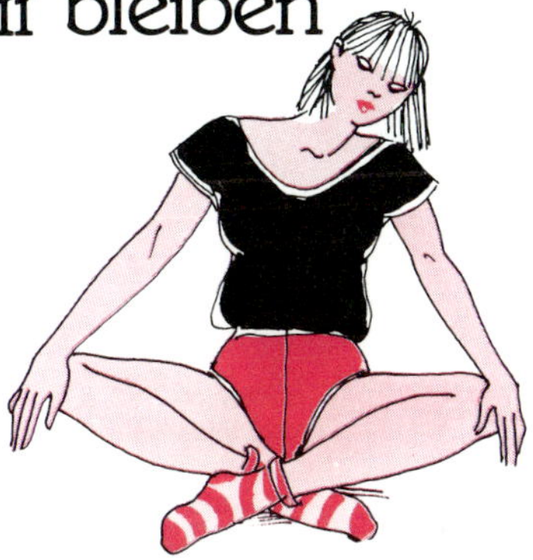

3. Setzen Sie sich im Schneidersitz auf den Boden, die Hände liegen locker und entspannt auf den Knien. Sie lassen den Kopf baumeln und rollen ihn dann in einem großen Kreis über die rechte Schulter nach hinten und über die linke Schulter wieder nach vorn. Je 3 x nach rechts und 3 x nach links.

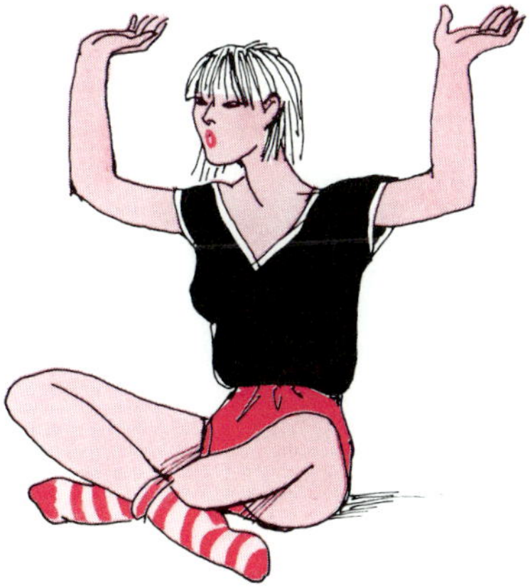

4. Setzen Sie sich im Schneidersitz auf den Boden. Beide Arme in Schulterhöhe anwinkeln, die Handflächen nach oben strecken. Den Kopf energisch vorstrecken und ganz laut O sagen. Den Kopf zurücknehmen und laut X sagen. 5 x üben.

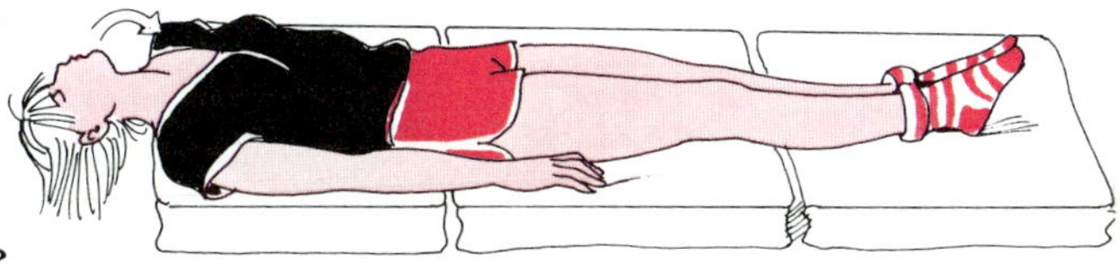

5. Legen Sie sich auf eine Couch oder das Bett, und lassen Sie den Kopf locker über die Kante herunterhängen. Jetzt den Kopf heben, mit dem Kinn ganz leicht die Brust berühren und den Kopf wieder hängen lassen. 10 x üben.

Und noch drei wichtige Tips

- Pflegen Sie Ihren Hals und das Dekolleté genauso wie das Gesicht. Die Haut bleibt dadurch länger straff und faltenfrei.
- Tragen Sie Ihren Kopf hoch erhoben. Das gibt Ihnen ein besseres Gefühl für Ihre Haltung, und weder Halsfalten noch Doppelkinn haben eine Chance.
- Schlafen Sie auf einem flachen Kissen, und lesen Sie nicht zu oft im Liegen. Die Kopfhaltung beim Lesen begünstigt ein Doppelkinn.

Lockerheit für Schultern und Nacken

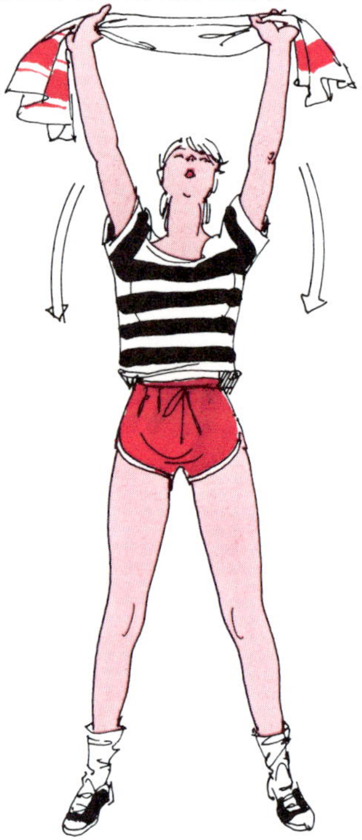

Diese Übungen sorgen dafür, daß Speckröllchen im Nacken verschwinden oder sich gar nicht erst festsetzen können, daß die Schultern beweglich bleiben und der Gang elastisch wird.

1. Leicht gegrätscht stehen – und mit den Armen schwimmen. Dabei tief ein- und ausatmen und weit mit den Armen ausholen – wie beim Brustschwimmen. Bis 20 zählen.

2. Im Stehen oder Sitzen abwechselnd die linke und rechte Schulter zum Ohr hochziehen und wieder fallen lassen. 10 x üben.

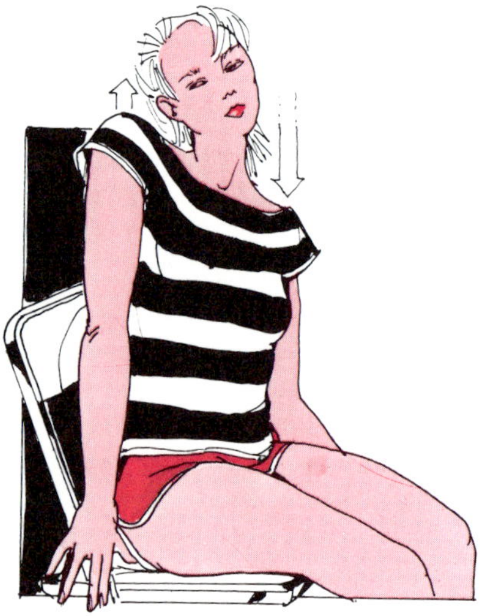

3. Sie fassen ein Handtuch an beiden Enden und stellen sich leicht gegrätscht aufrecht hin. Mit gestreckten Armen das gespannte Handtuch ganz weit über den Kopf nach hinten und wieder nach vorn schwingen. 12 x üben.

4. Im Schneidersitz mit geradem Rücken sitzen und die Fingerspitzen auf die Schulterkuppen legen. Mit den Ellenbogen jetzt große Kreise vorwärts und rückwärts beschreiben. Je 15 x üben.

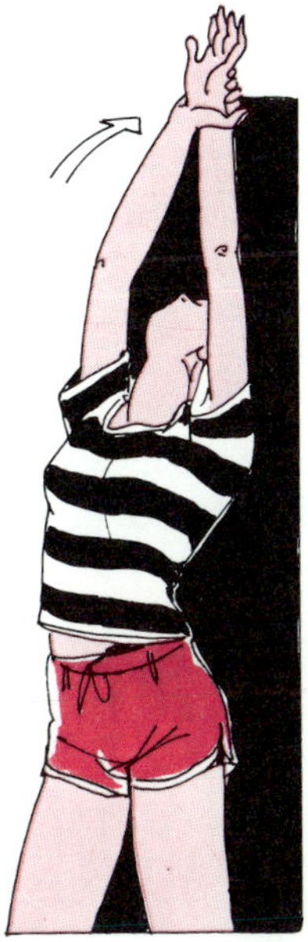

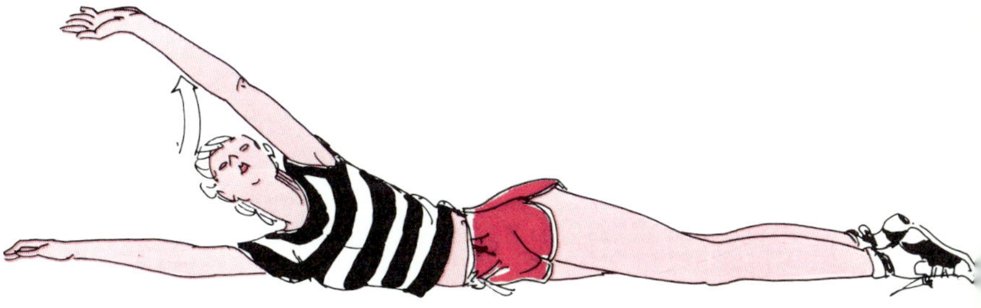

5. Stellen Sie sich mit ganz leicht gegrätschten Beinen aufrecht hin. Beide Arme über den Kopf heben, eine Hand umfaßt das andere Handgelenk. Die Arme abwechselnd aus den Schultern heraus in kleinen kräftigen Rucken nach oben dehnen. Je 12 x üben.

6. Sie stehen aufrecht, die Beine sind leicht gegrätscht. Die rechte Hand auf die Hüfte stützen und den linken Arm in einem hohen Bogen 3 x über den Kopf nach rechts federn. Der Oberkörper schwingt mit. Einatmen und mit der linken Hand 3 x zum linken Fuß federn und ausatmen. 10 x nach jeder Seite üben.

7. Legen Sie sich auf den Bauch, Beine und Arme sind lang ausgestreckt. Jetzt den linken Arm hochheben und den Körper nach rechts drehen, tief einatmen. Wieder zurück auf den Bauch legen und ausatmen. Dann mit dem rechten Arm die Übung wiederholen. Je 10 x üben.

8. Legen Sie sich lang ausgestreckt auf den Rücken. Die Arme liegen neben dem Körper. Die geschlossenen Beine über den Körper schwingen, bis die Fußspitzen hinter dem Kopf den Boden berühren. Die Beine wieder zurückschwingen und langsam auf den Boden senken. 8 x üben.

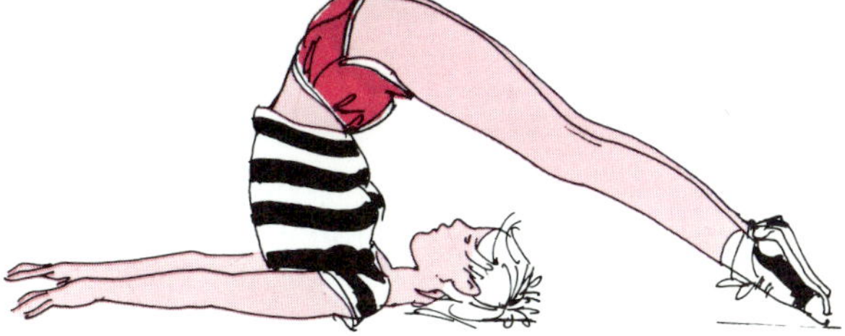

Der Modetip

Bei breiten Schultern und einem kräftigen Nacken keine kurze Frisur tragen. Besser sind – je nach Körpergröße – halblange bis lange Haare. Ein kurzer Haarschnitt bei breitschultrigen Frauen läßt den Kopf im Verhältnis zum Körper viel zu klein erscheinen. Das gilt auch für eng am Kopf liegende Hochsteck- und Einschlagfrisuren.
Günstig sind glatte Fönfrisuren mit oder ohne Pony, gestuft geschnittene Wellen- und Lockenköpfe, denen eine Dauerwelle Halt gibt.

Vermeiden Sie ● Schulterpassen ● verbreiternde Schulterpartien ● quergezogene Ausschnitte ● breite Querstreifen ● üppig angekrauste Ärmel ● überweite Ärmel ● Riesenkragen ● Rüschen, Spitzen, Schleifen am Hals.
Günstig sind ● dunkle Oberteile mit langen Ärmeln ● normal oder schmal eingesetzte Ärmel ● enge Westen mit schmaler Schulterpartie ● tiefgezogene V-Ausschnitte ● gut hüftlange Oberteile ● Blusen mit Längsbiesen ● lang herunterhängende feine Ketten ● Träger als Unterteilung der Schulterpartie.

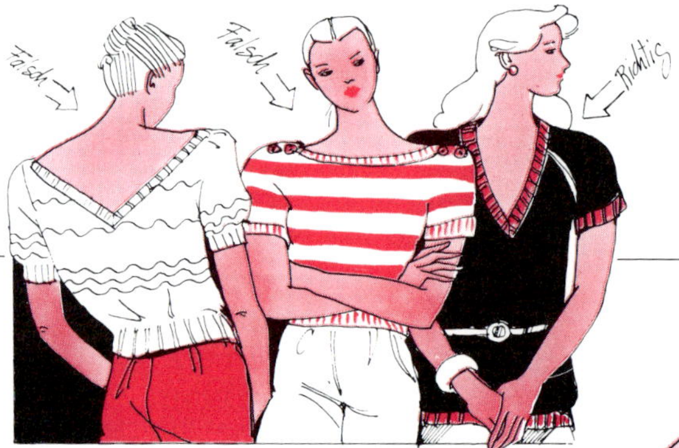

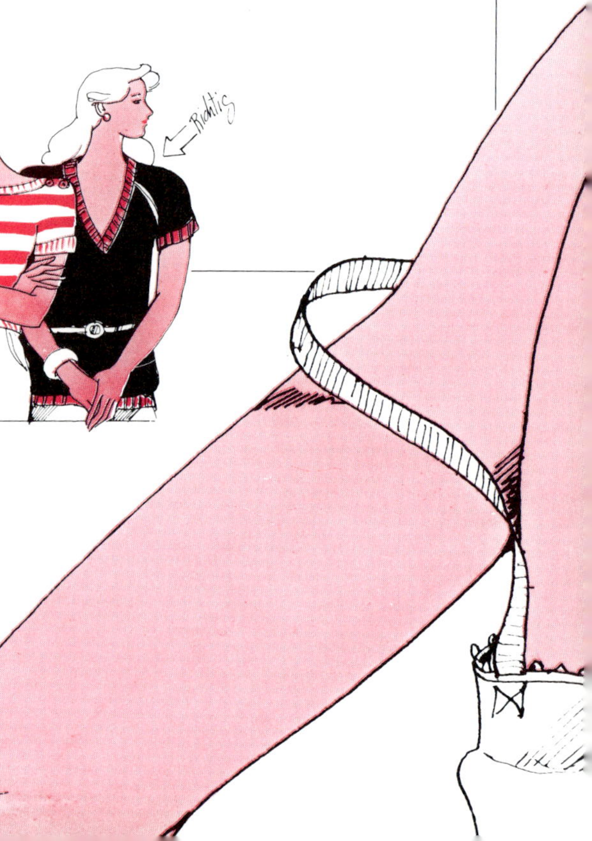

Knet-Massage für den Nacken
Das tut gut, wenn man abgespannt ist oder lange gebeugt gesessen hat: Mit der rechten Hand die linke Schulter- und Nackenpartie zentimeterweise durchkneten – und umgekehrt.

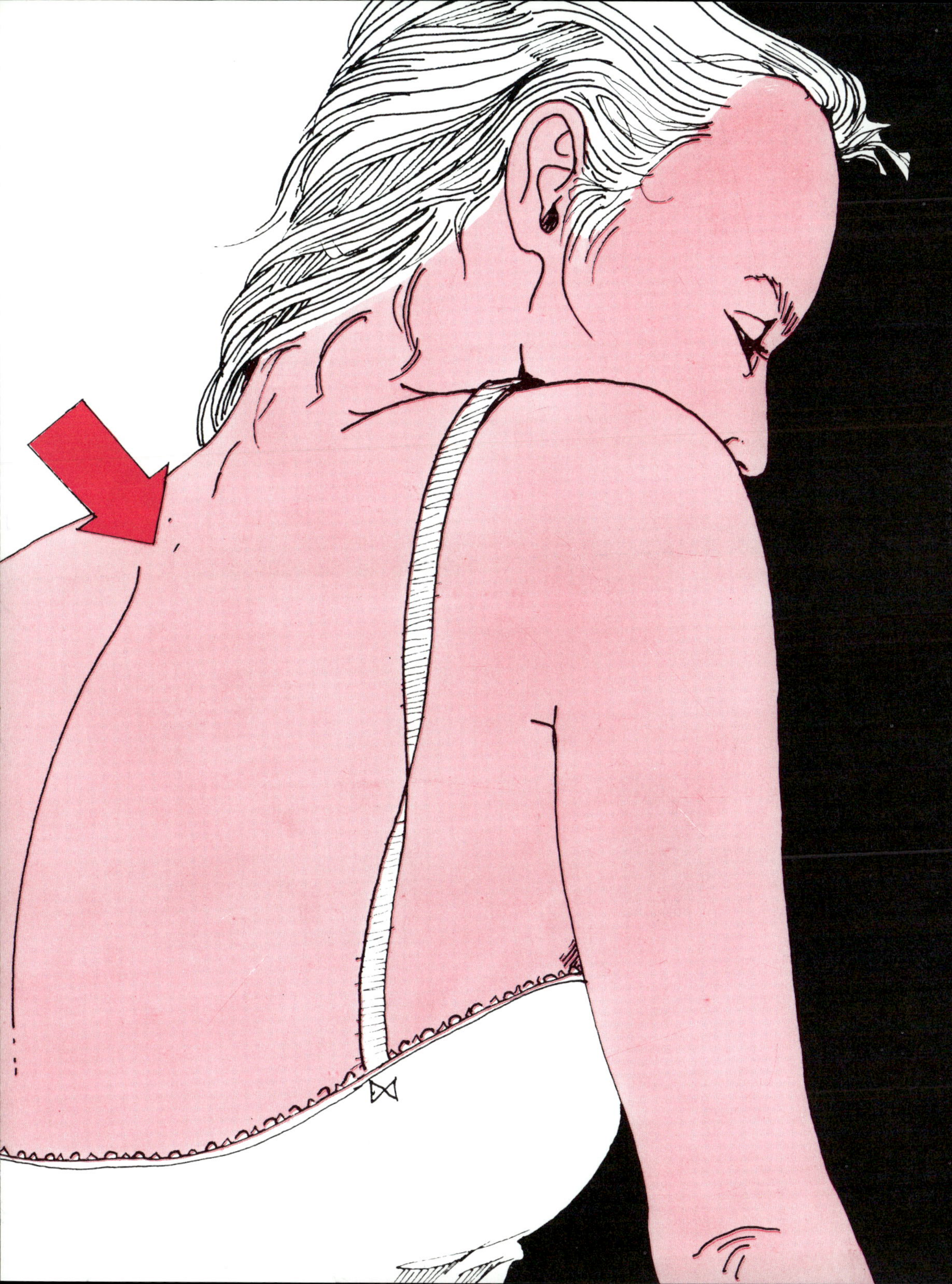

Schöne Arme, lockere Handgelenke, beweglich

Acht Übungen für die Arme
Die Oberarme brauchen meist ein Extratraining, damit sie unter Spannung bleiben und nicht schlaff werden.

1. Die Arme weit zur Seite ausbreiten, die Handflächen zeigen nach unten. Jetzt die Handflächen nach oben und dann nach hinten drehen. Wieder schnell in die Ausgangsstellung zurückkommen, so daß beide Arme tüchtig gedreht werden. 4 x üben.

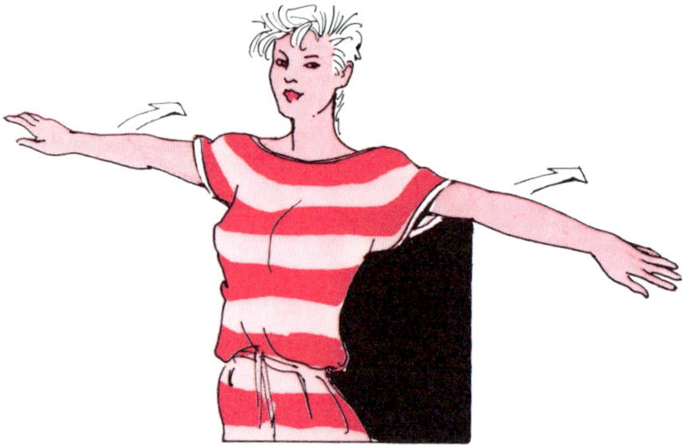

2. Gerade stehen und sich dann nach vorn beugen. Beine leicht grätschen, die Arme pendeln locker vor dem Körper. Nun die Arme tüchtig ausschütteln: Von der Schulter bis zum Handgelenk sollen sich dabei alle Muskeln bewegen. Zählen Sie rhythmisch bis 30.

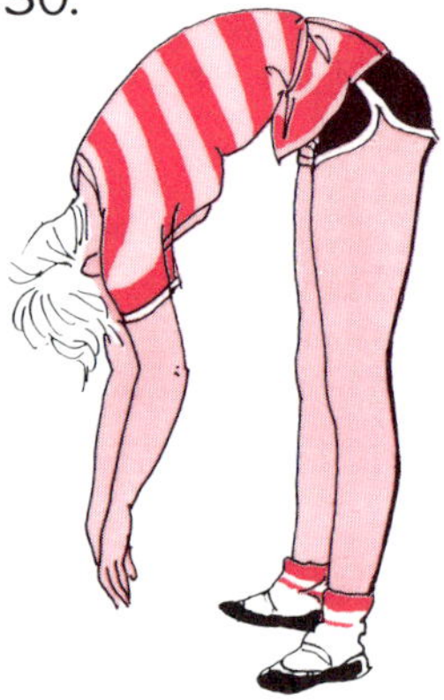

3. Die Arme seitwärts ausstrecken, die Handflächen zeigen nach unten. Mit den Armen nach hinten federn, die Schultern dabei schön gerade halten – und federn, federn, federn. 20 x üben.

inger

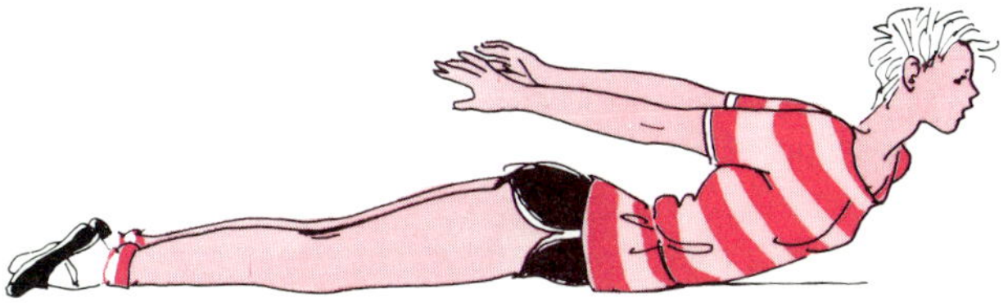

4. Legen Sie sich auf den Bauch. Die Arme liegen neben dem Körper. Mit Schwung den Kopf und beide Arme hochheben und wieder senken. 10 x üben.

5. Im Sitzen die Fingerspitzen links und rechts auf die Schultern legen. Nun die Arme kraftvoll zur Seite schleudern, dabei weit die Finger auseinander spreizen. Die Handflächen zeigen dabei nach oben. 20 x üben.

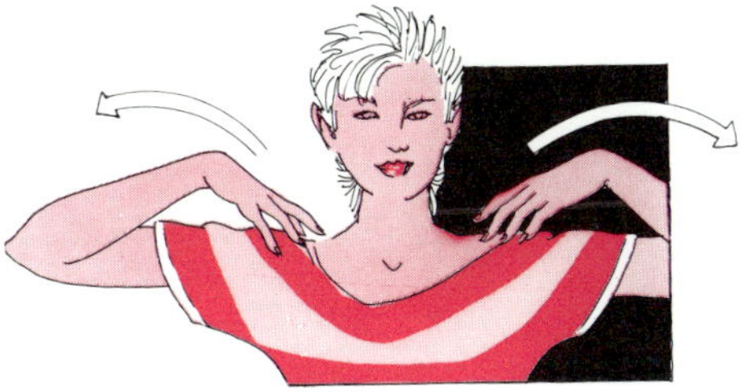

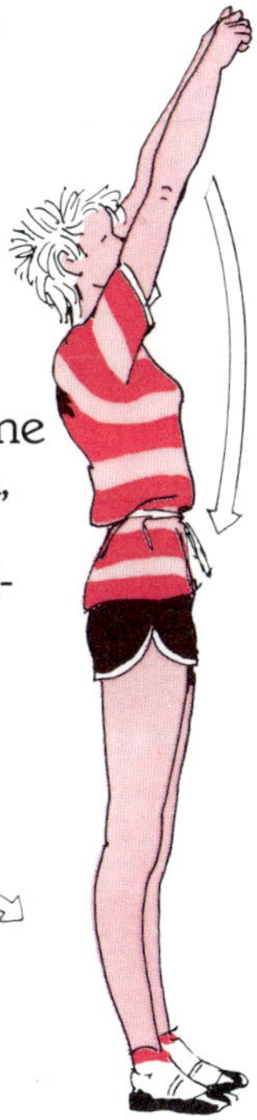

6. Gerade stehen und beide Hände fest zu Fäusten ballen. Beide Arme 5 x schräg nach oben strecken und jedesmal wieder herabfallen lassen. Dann je 5 x nach rechts oben strecken und wieder fallen lassen. Zum Schluß die Arme 5 x gerade hoch über den Kopf strecken. Die Fäuste immer tüchtig geballt halten. Nach jedem Strecken die Arme seitlich herunterfallen lassen, damit sie sich nicht verkrampfen.

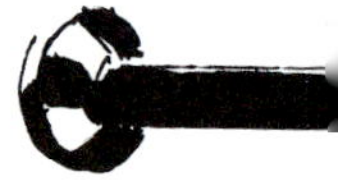

7. Beide Arme nach oben strecken, dabei ganz gerade stehen. Den Oberkörper nach vorn fallen lassen, die Arme schwingen weit nach hinten. In den Knien locker nachfedern. Wieder hochkommen, die Arme weit nach oben strecken und den Körper wieder fallen lassen. 7 x üben.

8. Mit geradem Rücken auf den Boden setzen und die Beine zum Schneidersitz verschränken. Die Handflächen vor der Brust gegeneinander legen. Die Fingerspitzen zeigen dabei zum Körper. Jetzt die Hände nach vorne drehen – und wieder zurück. Die Handflächen und Finger bleiben fest aufeinander. 10 x üben.

Gymnastik und Pflege ergänzen einander:

- Reiben Sie die Arme nach jedem Bad mit einer Körperemulsion ein. Im Herbst und Winter besonders die Ellenbogen, weil sie leicht durch dicke Pullis aufgerauht werden.
- Die Hände nach jedem Waschen eincremen, vor allem die Handrücken.
- Bei Schmutzarbeiten immer Haushaltshandschuhe anziehen.

Der Modetip

Bei vollen Armen oder zu dicken Oberarmen tragen Sie am besten ● halbweite, lange Ärmel ● schmale Ärmelbündchen ● einfache Manschetten ● kleine Kragen ● schmale Stehkragen ● Längsnähte und Längsbiesen am Oberteil ● feine längsgestreifte Stoffe ● zierliche Muster.

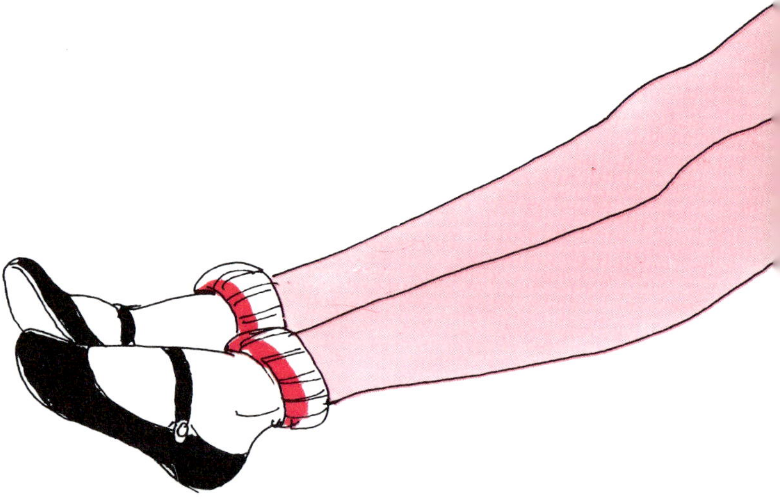

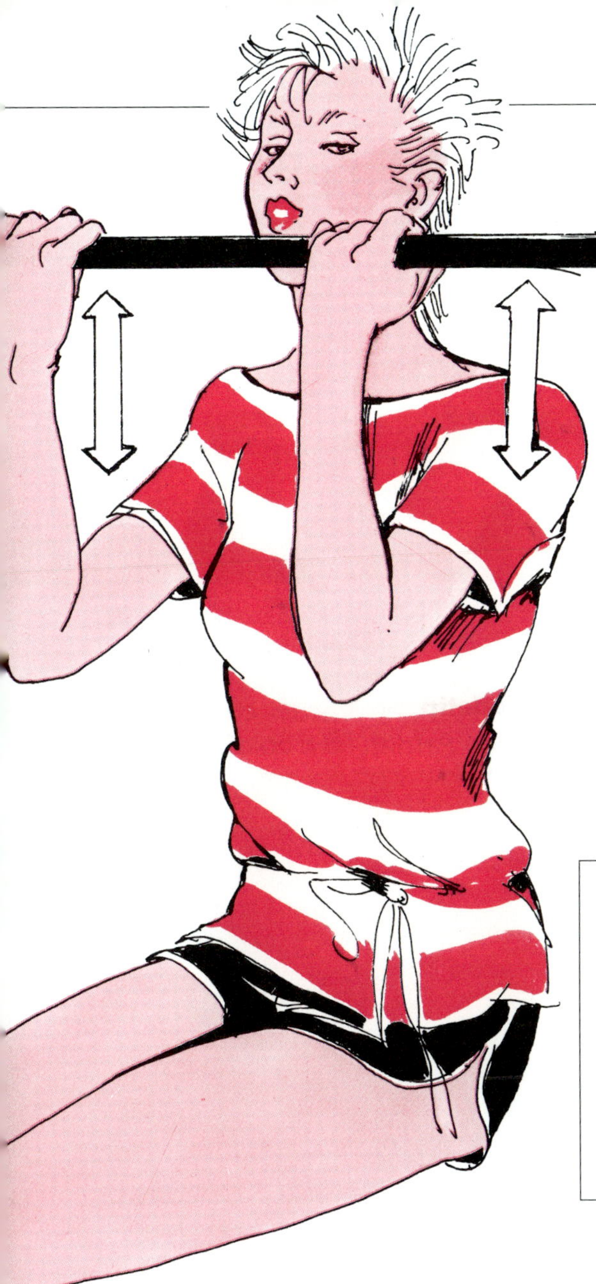

Sport statt Gymnastik

Gut für Arme und Hände sind:

- Ballspiele und Wurfspiele
- Keulenschwingen
- Hantelgymnastik
- Reckübungen und Klimmzüge
- Armkreisen – vorwärts und rückwärts

Greifen Sie zu – sechs Übungen für die Hände

1. Versuchen Sie, im Stehen die Hände hinter dem Rücken zu erfassen. Die eine Hand kommt von unten her, die andere von oben über die Schulter. Tief ein- und ausatmen. Bei dieser Übung tun Sie auch Ihrem Rücken etwas Gutes.

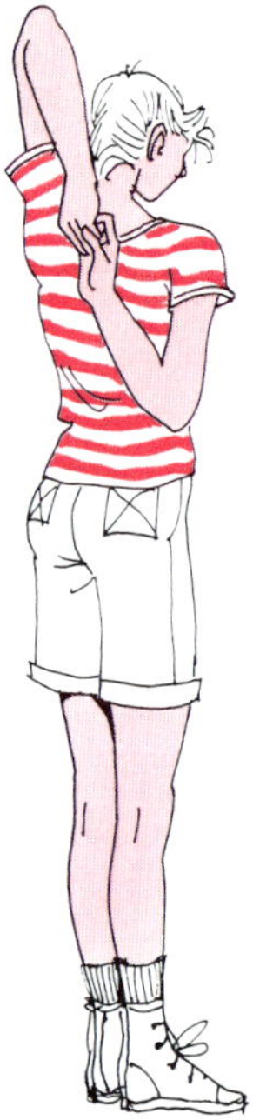

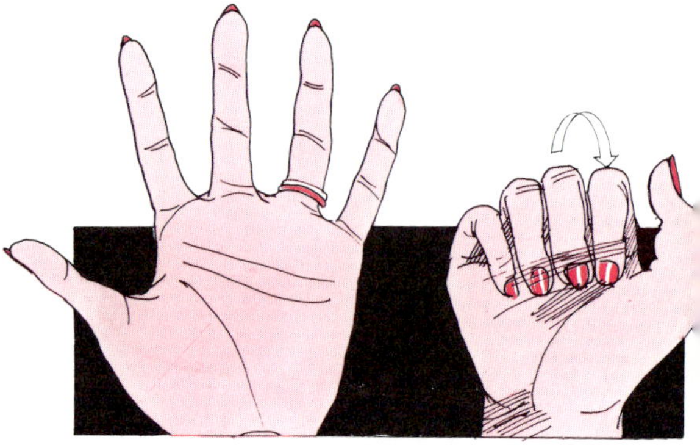

2. Die Hände zu Fäusten ballen. Wieder öffnen und dabei weit die Finger auseinander spreizen. Wieder ballen und spreizen. 15 x üben.

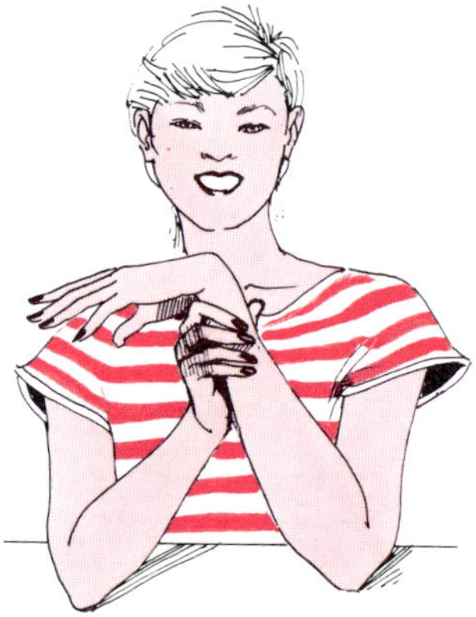

3. Beide Ellenbogen auf einem Tisch aufstützen. Eine Hand umfaßt das andere Handgelenk. Mit der freien, geöffneten Hand große Kreise rechtsherum und linksherum beschreiben. Dann das andere Handgelenk umspannen. Je 10 x üben.

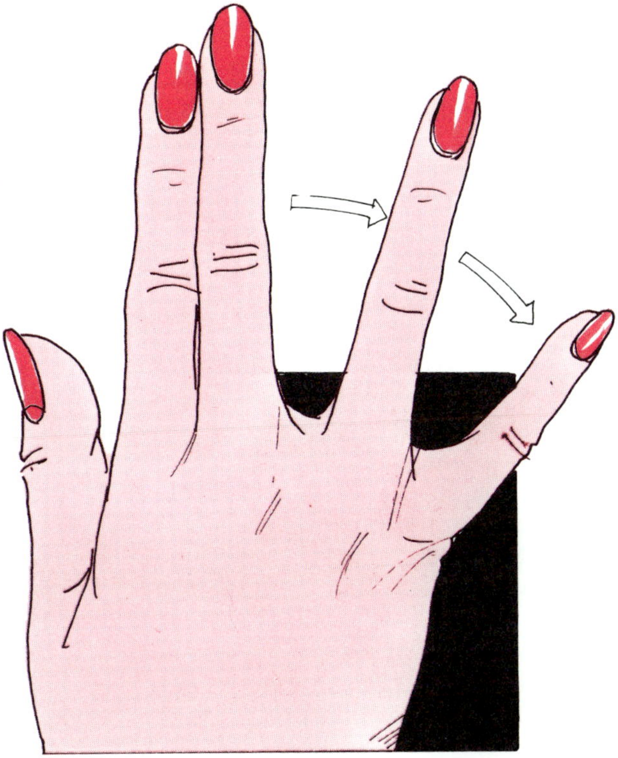

4. Beide Arme mit geschlossenen Fingern nach vorn ausstrecken. Zuerst die kleinen Finger spreizen, dann die Ringfinger usw., bis Sie zum Schluß die Daumen abspreizen. Bei dieser Übung langsam bis 30 zählen.

5. Stützen Sie die Ellenbogen auf einen Tisch, und drehen Sie dann die offenen Hände aus dem Handgelenk heraus – 15 x nach innen, 15 x nach außen.

6. Gerade stehen, die Arme locker abspreizen und die Hände ausschütteln, bis sie ganz locker und gelöst sind. Diese Übung können Sie täglich immer mal zwischendurch zur Entspannung machen. Vor allem nach langem Schreibmaschineschreiben.

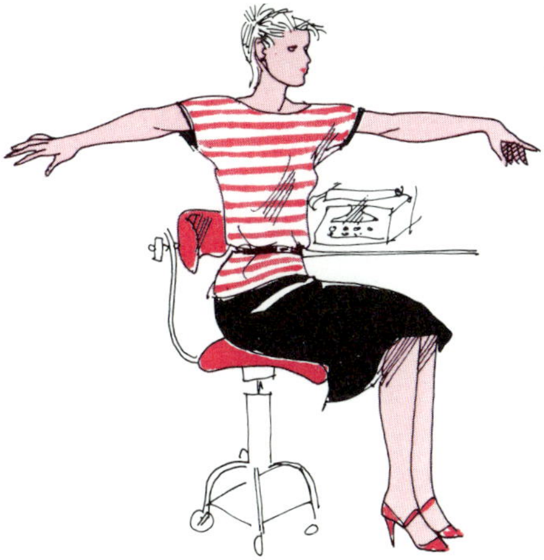

Rund um den Busen

Ideal ist ein gepflegter Busen, ganz gleich, ob er groß oder klein ist. Die Brust besteht aus Drüsen, die durch das Bindegewebe miteinander verbunden und von Fettpolstern eingehüllt sind. Erschlafft der große (und einzige) Brustmuskel, senkt sich die Brust. Eine gepflegte Haut aber läßt die Brust auch dann straff und schön wirken, wenn sie sich schon gesenkt hat.

Hüten Sie sich vor radikalen Schlankheitskuren. Besser ist eine vernünftige Langzeit-Diät und regelmäßige Busengymnastik. Wer durch eine Mastkur mehr Busen haben will, muß in Kauf nehmen, daß sich auch am Bauch, auf den Hüften, an den Oberschenkeln und Armen Fettpolster festsetzen.

Cremen Sie Dekolleté und Busen täglich mit Feuchtigkeitscreme ein – genauso sorgfältig wie das Gesicht und den Hals. Zweimal in der Woche verteilen Sie Körperlotion oder eine Fettcreme über den Busen. Die Creme behutsam verreiben, niemals die Haut massieren oder zerren. Vom Schlüsselbein aus in Richtung Busen die Creme oder Lotion in kreisenden Bewegungen verteilen.

Für eine bessere Durchblutung der Haut und des Bindegewebes sind Wechselgüsse gut: Den Strahl der Handbrause erst auf die rechte, dann auf die linke Brust richten und von unten nach oben duschen. Dann die Brüste kreisförmig mit Wasser besprudeln. Dreimal kalt und zweimal warm. Mit kaltem Wasser anfangen und aufhören. Den Busen sanft abtupfen und eincremen.

Es gibt babyweiche Spezialbürsten, mit denen die Haut von Dekolleté und Busen gebürstet werden darf. Ganz zart den Busen mit kreisenden Bewegungen bürsten, die Brustwarzen aber aussparen.

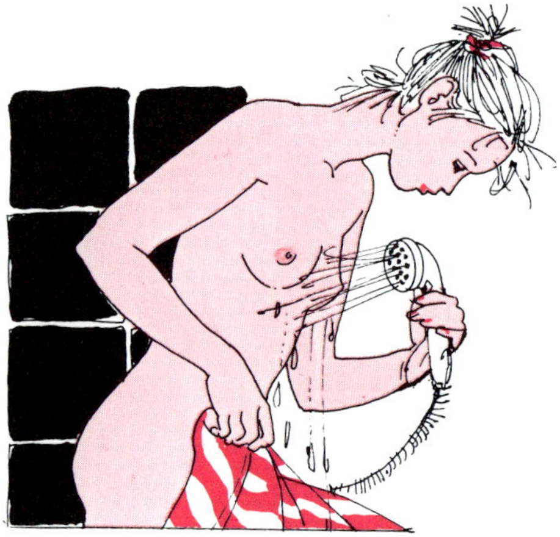

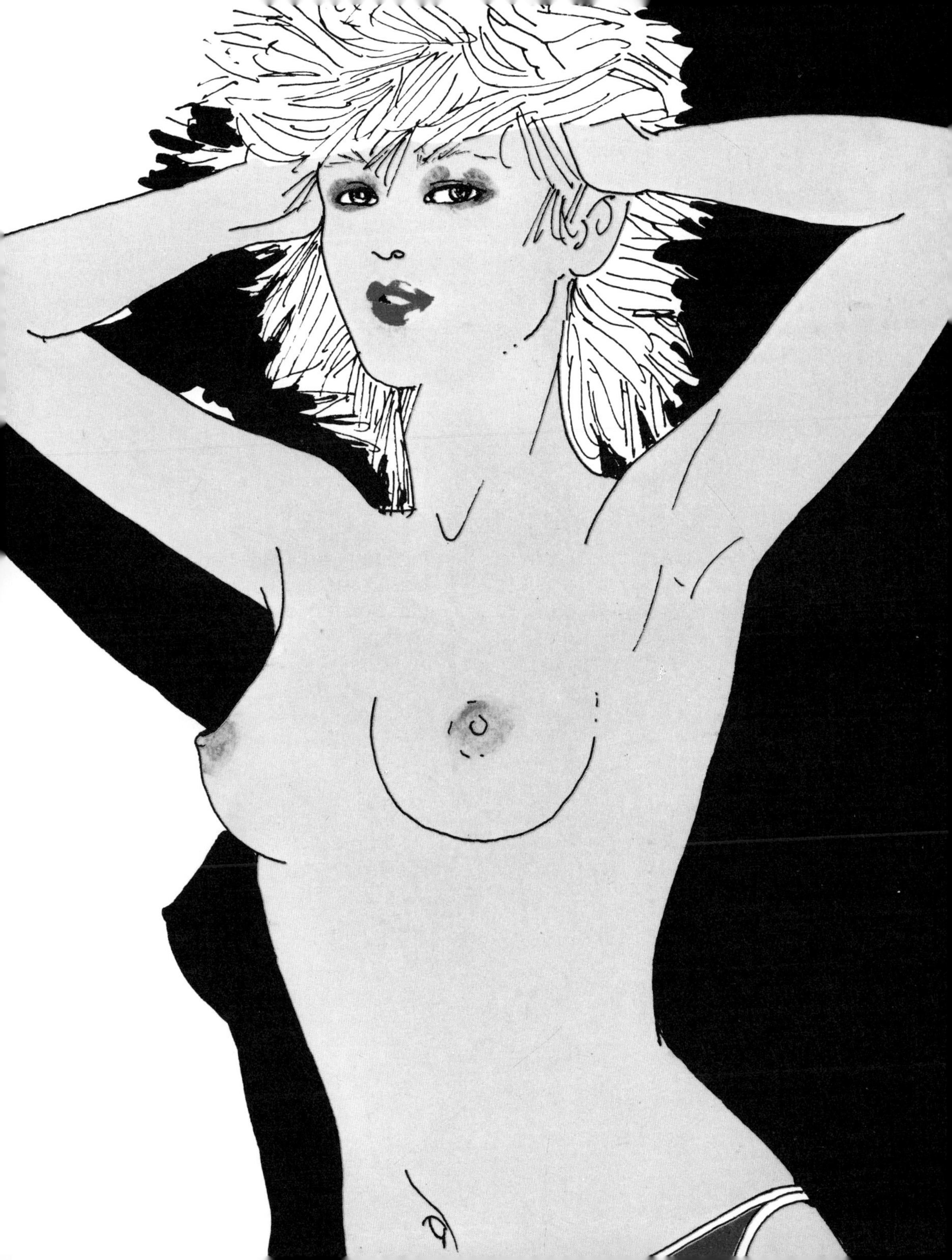

Das können Sie rundherum für Ihren Busen tu

- Gerade und aufrecht gehen
- Gymnastik treiben
- Schwimmen, besonders kraulen, rudern, paddeln, mit Hanteln oder mit der Bali-Nadel (einer Art Expander) üben.
- Ballspiele sind günstig, weil Sie dabei mit beiden Händen zugreifen müssen.

Übrigens: beim Reiten, Seilspringen, Laufen, beim Hürdenlauf und Springen ist ein Sport-BH ideal. Er umschließt den Busen fest und läßt ihn nicht auf- und abhüpfen.

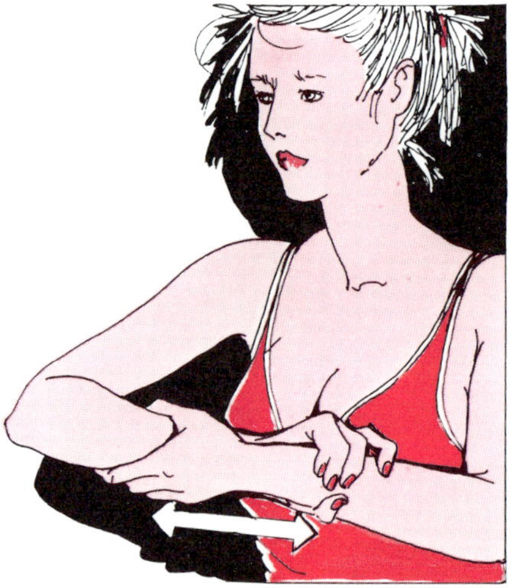

Zehn Übungen für den Busen

Die meisten Übungen können Sie auch am Tage zwischendurch turnen. Wenn Sie zu Hause üben, bitte den BH ausziehen.

1. Gerade stehen, beide Hände umfassen das jeweils andere Handgelenk. Jetzt kräftig die Handgelenke hin und zurück schieben. Sie merken, wie der Busen tüchtig in Bewegung kommt. 20 x.

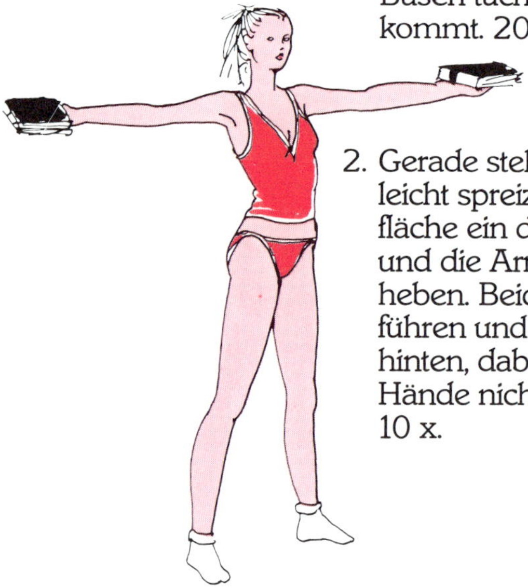

2. Gerade stehen, die Beine leicht spreizen. Auf jede Handfläche ein dickes Buch legen und die Arme in Schulterhöhe heben. Beide Arme nach vorn führen und dann weit nach hinten, dabei Arme und Hände nicht sinken lassen. 10 x.

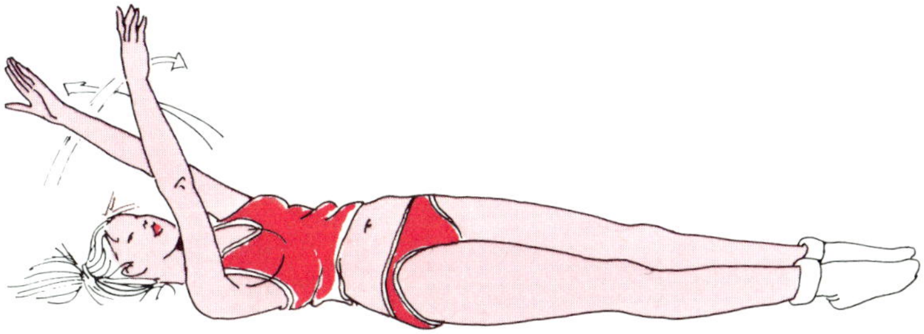

3. Aufrecht stehen und beide Unterarme vor der Brust anwinkeln. Die Handflächen umfassen und sie mit aller Kraft gegeneinander drücken – und wieder loslassen. 20 x.

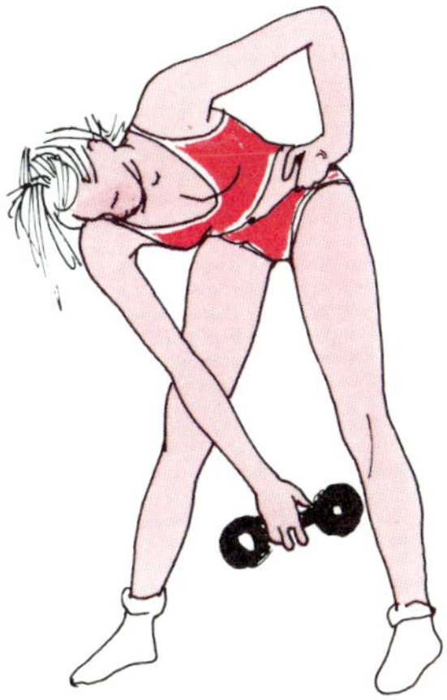

4. Aufrecht stehen, die Beine leicht grätschen, die Knie durchdrücken. Einen kleinen, schweren Gegenstand mit dem rechten, nach oben gestreckten Arm zum linken Fuß und wieder zurück nach oben führen. Dann mit dem linken Arm zum rechten Fuß kommen. Je 10 x.

5. Legen Sie sich lang auf den Boden, und breiten Sie die Arme in Schulterhöhe aus. Jetzt die Arme über der Brust kreuzen und wieder ausbreiten. 15 x.

6. Auf dem Boden knien und beide Arme gleichzeitig nach oben über den Kopf werfen. Oben 3 x nach hinten federn. Die Arme senken und locker neben dem Körper auspendeln lassen. 15 x.

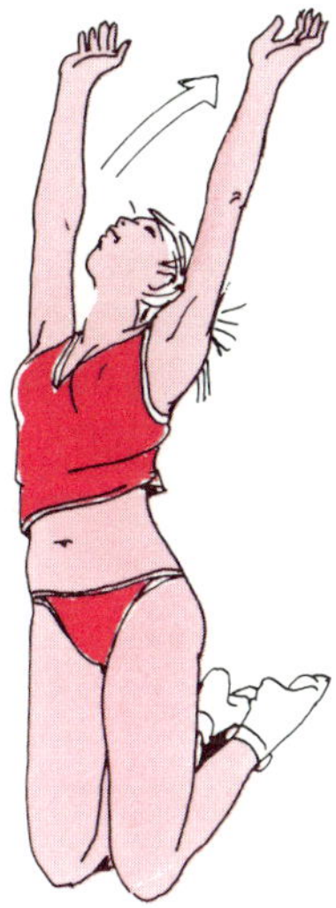

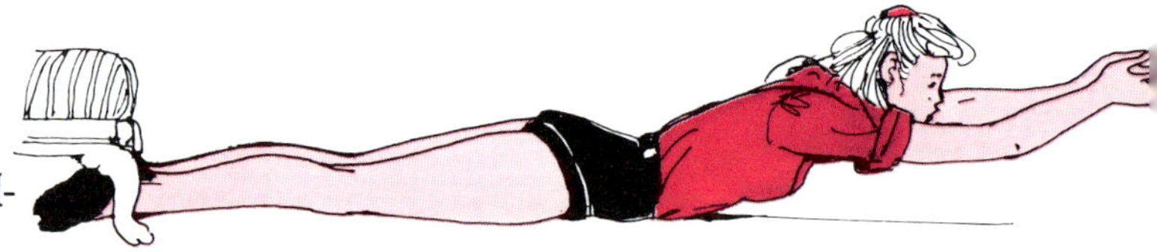

7. Ellenbogen in Schulterhöhe heben und die Hände vor der Brust falten. Die Handballen ganz fest gegeneinander pressen. Hände loslassen, sie ausschütteln und wieder gegeneinander pressen. 20 x.

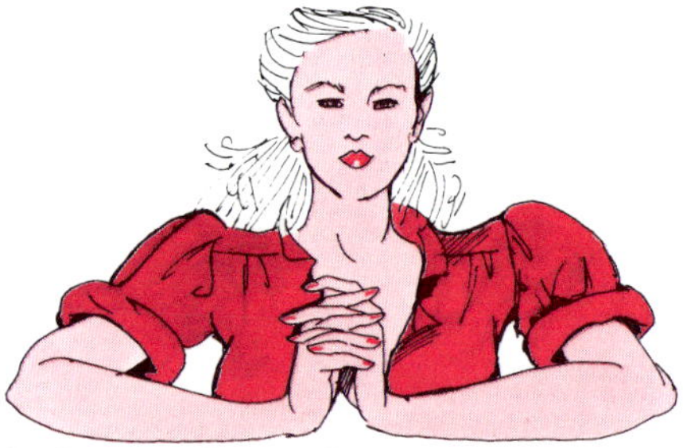

8. Setzen Sie sich im Schneidersitz auf den Boden. Beide Arme in Schulterhöhe nach vorn ausstrecken, der Rücken bleibt schön gerade. Schwingen Sie beide Arme – ohne sie absinken zu lassen – weit nach rechts, wieder nach vorn und nach links. Ganz rechts und ganz links zweimal mit den Armen nachfedern. Je 15 x.

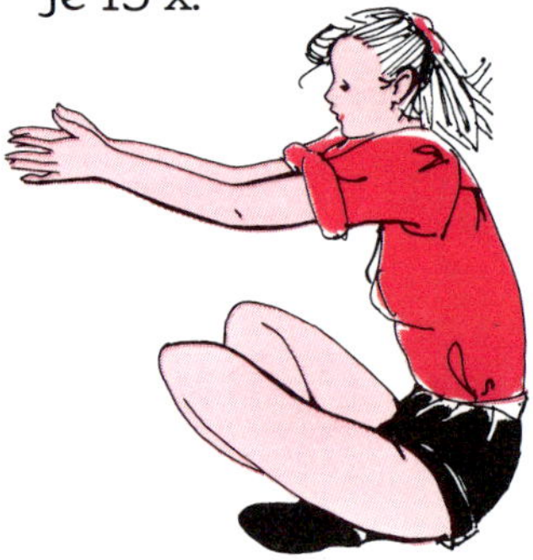

9. Legen Sie sich auf den Bauch, und schieben Sie die Füße unter ein schweres Möbelstück. Tief einatmen und gleichzeitig den Oberkörper anheben. Schwimmen Sie ausholend mit den Armen. Nach jeder Schwimmbewegung ausatmen und den Oberkörper zum Boden senken. 7 x.

10. Knien Sie sich hin, und beugen Sie sich dann so weit nach vorn, bis die Stirn den Boden berührt. Beide Arme nach hinten strecken, die Hände auf dem Rücken verschränken. Mit den Armen jetzt so hoch wie möglich wippen. 10 x.

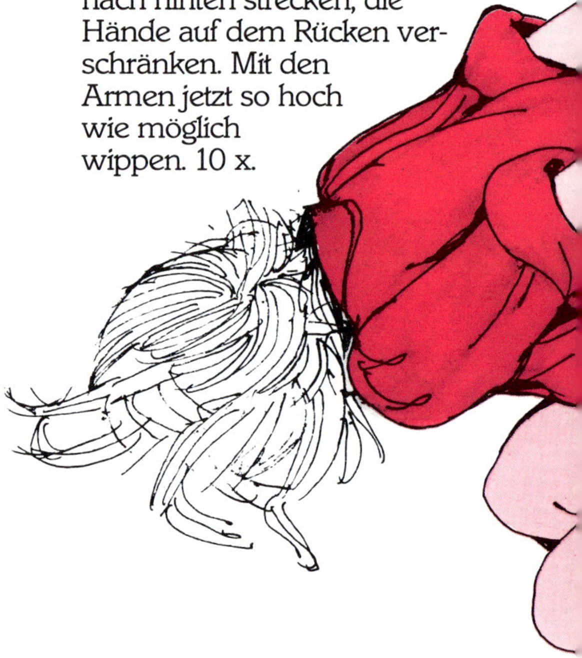

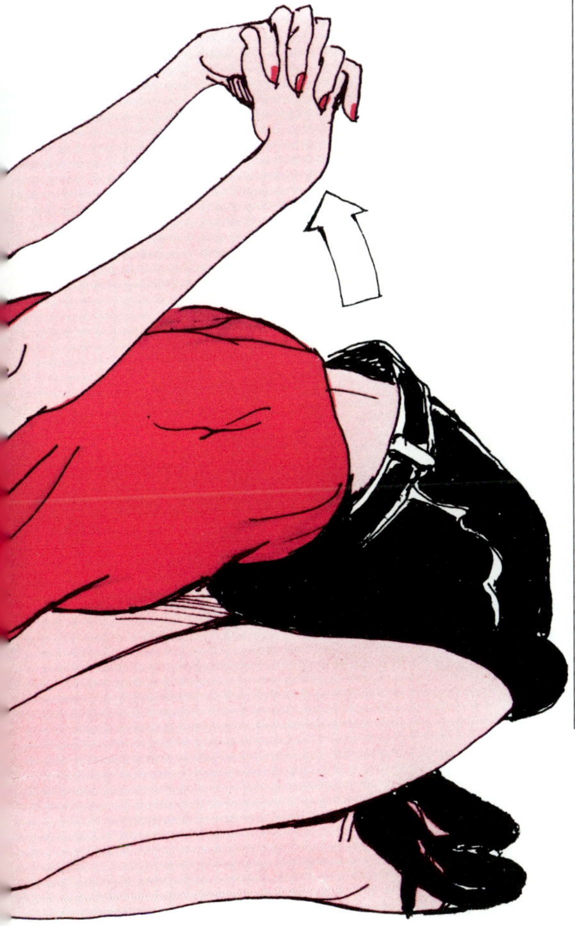

Der Modetip

Üppige Busen brauchen Unterstützung durch einen guten Büstenhalter, der nicht einschnüren darf. Die ideale Körbchengröße haben Sie gefunden, wenn die Brust darin bequem und locker Platz hat. Wichtig ist, daß die Unterbrustweite genau stimmt. Lassen Sie sich im Miederfachgeschäft gründlich beraten, nicht einen BH einfach so nebenbei kaufen.

Günstig für üppige Busen

● Kleidung, die den Oberkörper locker umspielt ● tiefgezogene V-Ausschnitte ● U-Boot-Ausschnitte ● dunkle Oberteile zu helleren Röcken oder Hosen (wenn die Figur sonst in den Proportionen stimmt) ● dunkle, hüftlange Westen über hellen Oberteilen ● schmale Längsstreifen ● kleingemusterte Stoffe ● kleine, witzige Kragen als Blickfang.

Günstig für kleine Busen

● Büstenhalter mit wattierten oder gerüschten Körbchen ● Bikinihalter mit Einlagen ● Halsausschnitte mit Rüschen und Spitzen ● große Kragen ● Stoffe und Garne, die etwas auftragen.

Nehmen Sie Rücksicht auf Ihren Rücken

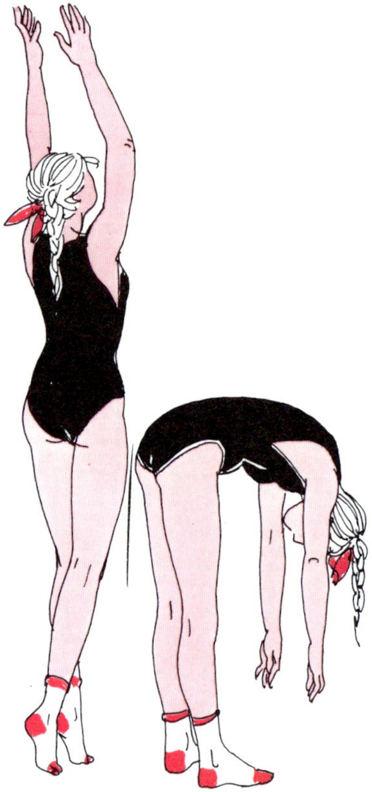

Eine gerade und natürliche Haltung, harmonische Bewegungen beim Gehen und Laufen, anmutiges Stehen und Sitzen – das können Sie durch gezieltes Training erreichen.

Wer unter Rücken- oder Kreuzschmerzen leidet, sollte zum Arzt gehen. Bei manchen Haltungsschäden hilft nämlich nur gezieltes orthopädisches Turnen. Auch die Ernährung hat Einfluß auf die Haltung: Unsere Knochen bestehen zu einem großen Teil aus Eiweiß und Mineralsalzen und sind auf ausreichenden Nachschub dieser Stoffe und auf reichlich Vitamine angewiesen. Auch die Muskulatur braucht Eiweiß. Deshalb unterstützt ausgewogene Ernährung eine gute Körperhaltung.

Das tut dem Rücken gut

- Wechseln Sie öfter am Tag die Schuhe und die Absatzhöhe.
- Laufen Sie oft barfuß.
- Dehnen und strecken Sie sich tagsüber ausgiebig.
- Tragen Sie schwere Lasten nur beidseitig.
- Schwimmen Sie oft, auch auf dem Rücken.
- Atmen Sie tief ein und aus.
- Tragen Sie Ihren Kopf hoch erhoben, Rücken gerade, Brust raus, Bauch rein.

Das stärkt den Rücken

1. Aufrecht stehen, die Arme über den Kopf strecken und hoch nach den Wolken greifen. Dabei auf den Fußspitzen trippeln und den Kopf in den Nacken legen. Arme und Kopf fallen lassen und einen runden Katzenbuckel machen. Wieder strecken und entspannen. 10 x.

2. Aufrecht stehen und die Hände im Nacken verschränken. Beide Beine leicht spreizen. Den Körper strecken und die Ellenbogen nach hinten federn lassen. Tief einatmen. Den Oberkörper vorneigen und bei gestreckten Beinen tief zum Boden federn. Ausatmen. 10 x.

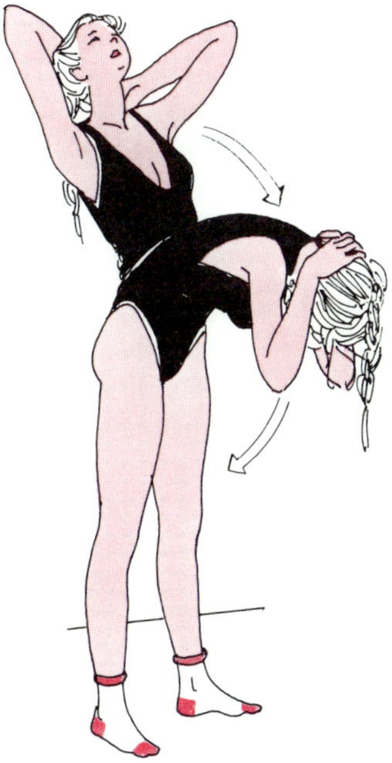

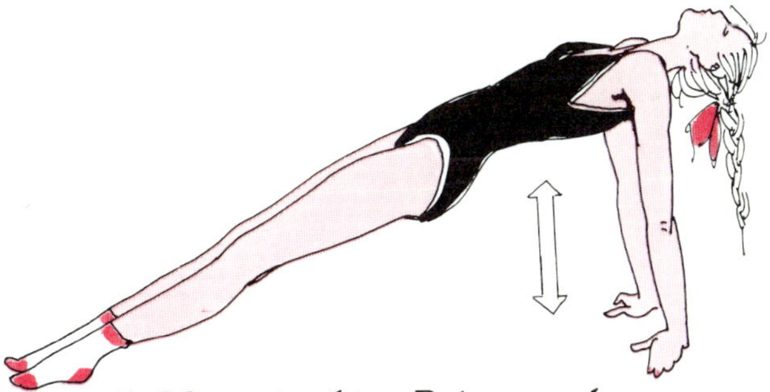

3. Mit gestreckten Beinen und geradem Rücken auf dem Boden sitzen. Stützen Sie die Hände schräg hinter sich auf. Nun das Becken hochheben und dabei den Kopf nach hinten hängen lassen. Rücken und Beine zu einer Linie gerade durchstrecken, dabei einatmen. Körper senken, wieder hinsetzen und ausatmen. 6 x.

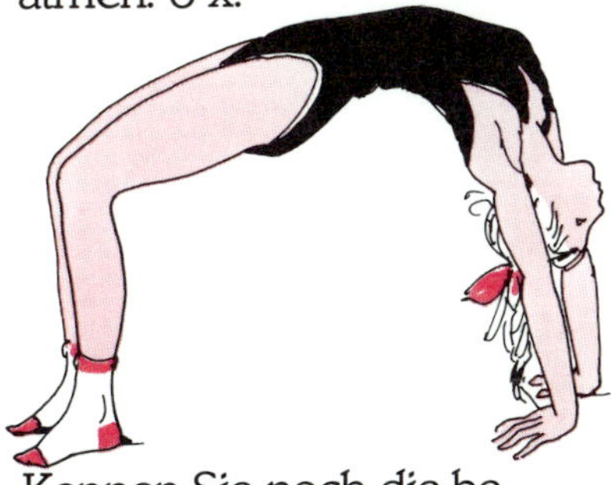

4. Kennen Sie noch die berühmte Gymnastikbrücke? Legen Sie sich auf den Rücken, die Knie anziehen und die Füße nah zum Körper bringen. Die Hände rückwärts in Schulterhöhe aufstützen. Versuchen Sie, Ihren Körper zu heben, bis das Rückgrat

durchgebogen ist, und sich eine Brücke bildet. Nicht aufgeben, wenn die Brücke nicht gleich gelingt. Durch ständiges Üben wird der Rücken geschmeidiger, und die Muskeln kräftigen sich.

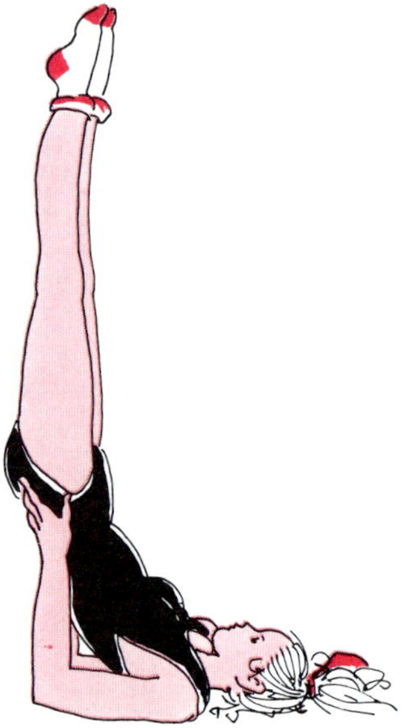

5. Legen Sie sich ausgestreckt auf den Boden. Beine und Unterkörper zur Kerze heben. Mit den Händen die Hüften abstützen. Das Körpergewicht soll auf Ellenbogen und Oberarmen ruhen. Das Kinn auf die Brust pressen. Bis zehn zählen und langsam Rumpf und Beine wieder senken.

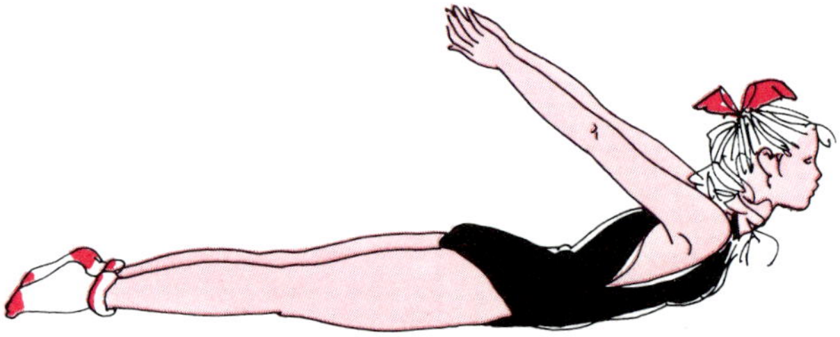

6. Legen Sie sich auf den Bauch – Beine leicht spreizen. Den Kopf etwas heben und die Arme seitlich ausstrecken. Führen Sie die Arme nach hinten, und klatschen Sie hinter Ihrem Rücken kräftig in die Hände. Die Arme im weiten Bogen nach vorn schwingen und vor dem Kopf wieder in die Hände klatschen. 10 x.

7. Auf dem Boden knien. Mit gestreckten Armen beide Hände schräg nach links aufstützen. Dreimal tief federn und dabei ausatmen. Dann den Oberkörper und die Arme weit hochschwingen und einatmen. Anschließend zur rechten Seite federn. Je 5 x.

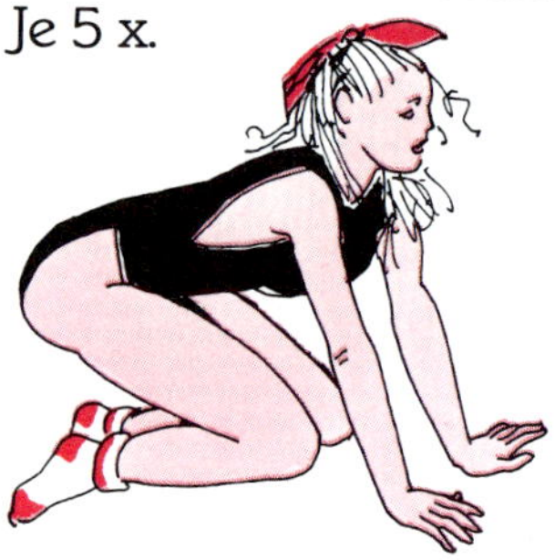

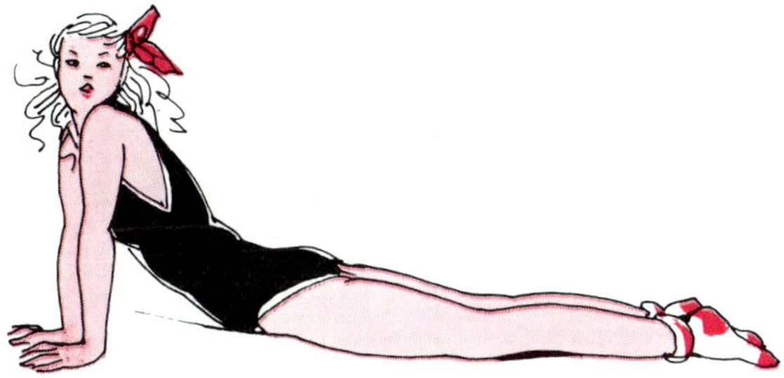

8. Legen Sie sich auf den Bauch, und stützen Sie sich auf die Unterarme. Jetzt den Oberkörper hochdrücken, auf den Händen abstützen und dabei über die linke Schulter schauen. Tief einatmen. Langsam wieder zurück in die Bauchlage kommen, ausatmen und beim nächsten Hochstemmen über die rechte Schulter gucken. Je 5 x.

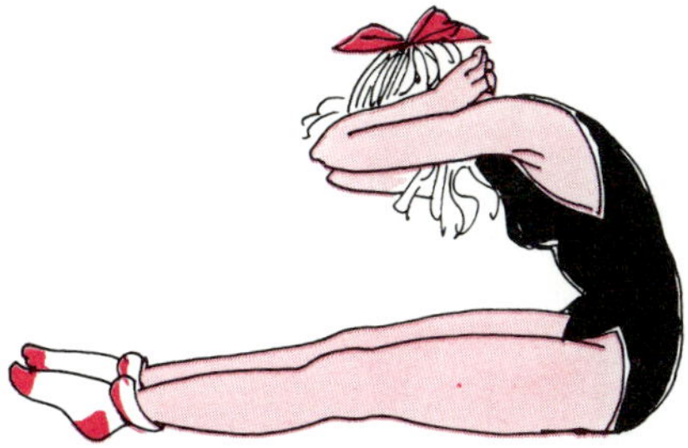

9. Mit ausgestreckten, geschlossenen Beinen auf dem Boden sitzen und die Hände im Nacken verschränken. Den Oberkörper vorwippen lassen, bis die Stirn die Knie berührt. Richten Sie sich langsam wieder auf. Die Arme weit nach oben strecken, dann nach vorn. Danach legen Sie sich langsam, Wirbel für Wirbel abrollend, auf den Rücken. Wieder mit Schwung hochkommen und von vorn beginnen. 5 x.

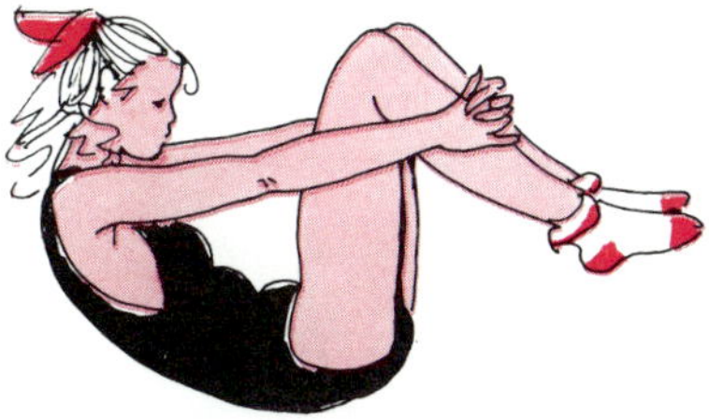

10. Auf den Rücken legen, die Knie anziehen und mit beiden Händen die Beine umfassen. Schaukeln Sie jetzt auf dem Rücken – von den Schultern bis zum Po abrollend – auf und ab. Bis 20 zählen.

Eine gute Haltung durch richtiges Gehen, Steher

Prüfen Sie mal Ihre Haltung vor einem großen Spiegel. Stehen Sie richtig? Bei guter Haltung

- stehen die Füße parallel nebeneinander, und beide Füße sind gleichmäßig belastet
- sind die Knie locker durchgedrückt
- ist die Schulterpartie entspannt, wölbt sich weder nach vorn noch nach hinten
- ist der Hals gestreckt, der Kopf hoch erhoben
- hängen beide Arme locker an den Seiten
- bleiben Bauch- und Rückenmuskeln bei gerader Beckenstellung straff.

Prägen Sie sich jeden Punkt genau ein. Wer längere Zeit falsch steht, kann schlimme Kreuzschmerzen und andere Leiden bekommen.

Auch das seelische Befinden wirkt sich auf die Haltung aus: Ein trauriger, mutloser Mensch läßt unwillkürlich die Schultern hängen, geht und steht gebeugt. Wer fröhlich und selbstbewußt ist, hält sich gerade und locker. Umgekehrt beeinflußt aber auch die Körperhaltung die seelische Verfassung. Wenn man sich dazu aufrafft, trotz trüber Stimmung den Kopf wieder höher zu tragen, wird sich auch oft die Stimmungslage wieder bessern. Probieren Sie es mal aus!

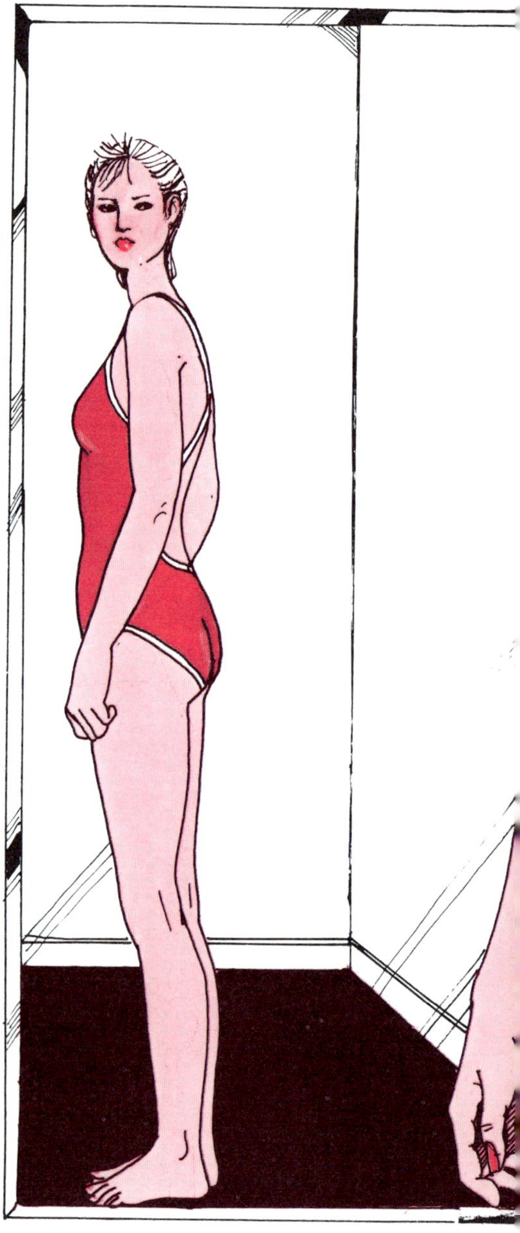

und Sitzen

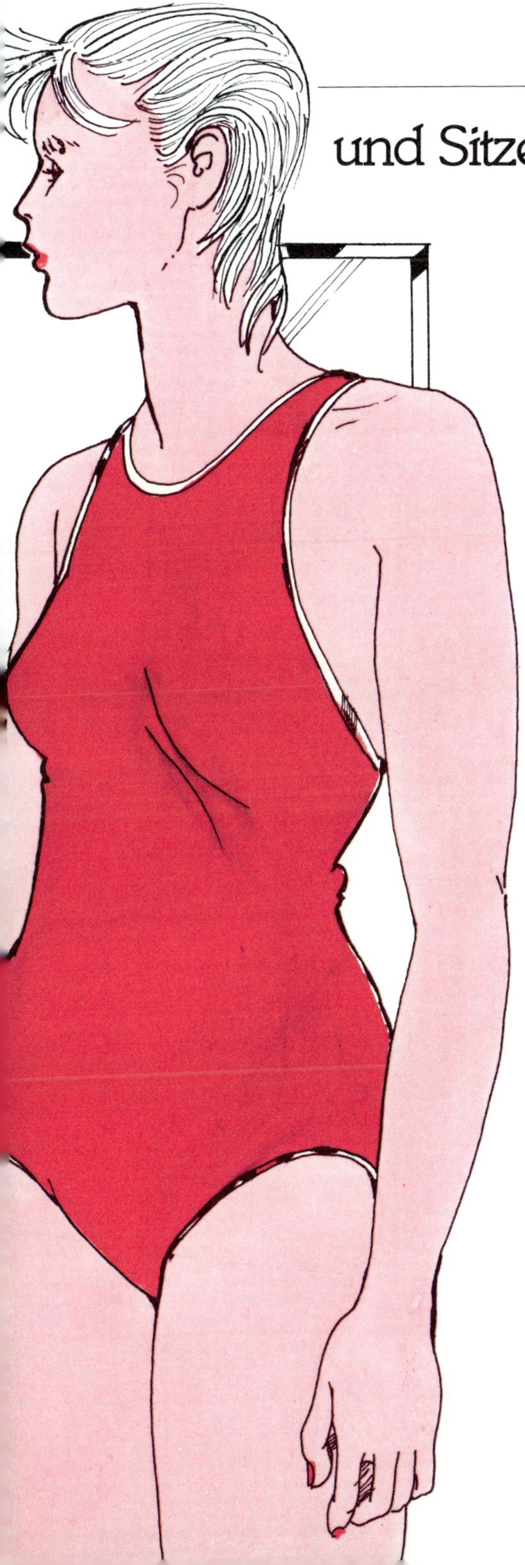

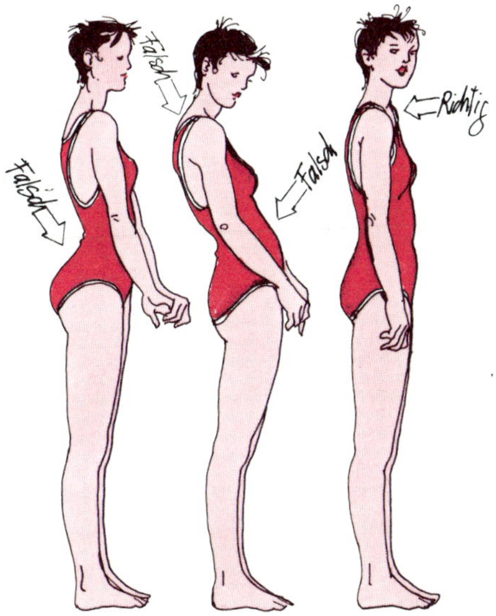

Falsch verstandene Haltung
Wenn der Oberkörper gerade, aber das Hinterteil herausgereckt wird, ergibt das eine Fragezeichen-Figur. So stehen und gehen oft Frauen, die ständig unbewußt signalisieren, daß sie viel zu viel zu tun haben. Oder sie wollen damit eine breite Hüftpartie, ein molliges Hinterteil überspielen – buchstäblich hinter sich lassen, nichts damit zu tun haben. Bei solch falsch verstandener Haltung helfen nur ständige Selbstkontrolle und Gymnastik.

Weg mit dem Hohlkreuz

Typisch sind beim Hohlkreuz die vorgewölbten Schulterblätter, der nach vorn gereckte Hals und der rausgestreckte Bauch bei vorgeschobenem Becken. Turnen Sie dagegen an!

1. Setzen Sie sich auf den Boden. Beide Arme mit Schwung heben. Den Oberkörper nach links neigen und wieder zur Mitte kommen. Dann zur anderen Seite üben. Je 5 x.

2. Auf dem Boden knien und die Hände vorn aufstützen. Das rechte Bein nach hinten hochschleudern, den Kopf dabei weit in den Nacken legen und versuchen, mit der Fußspitze an den Kopf zu tippen. Mit jedem Bein 5 x.

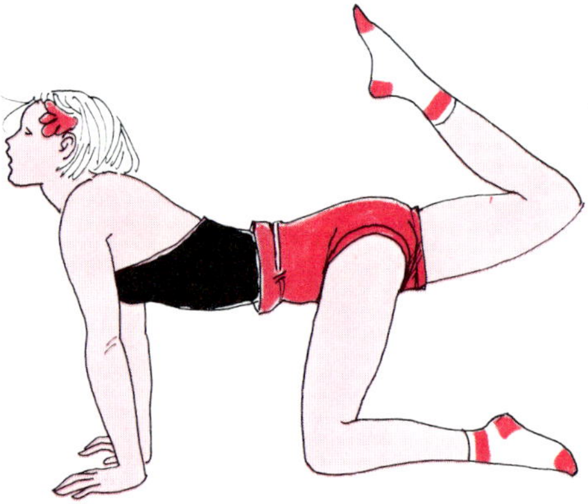

3. Tief einatmen. Mit nach vorn ausgestreckten Armen und geschlossenen Beinen aufrecht stehen. Rasch in eine tiefe Kniebeuge fallen. Stützen Sie sich mit den Händen auf dem Boden ab, und wippen Sie einige Male nach. Der Rücken muß dabei ganz rund sein. Ausatmen und mit Schwung wieder hochkommen. 7 x.

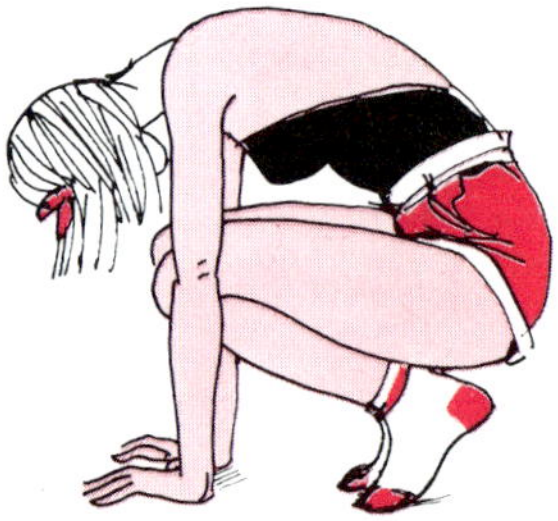

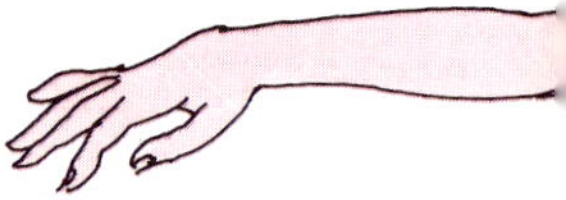

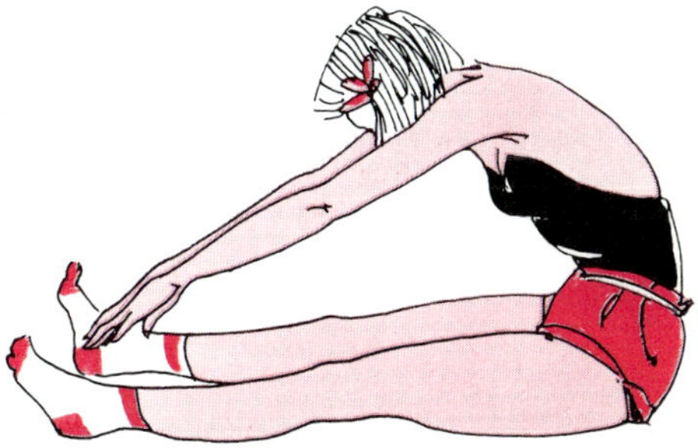

4. Legen Sie sich flach auf den Rücken, die Arme liegen locker neben dem Körper. Mit Armschwung aufrichten. Den Oberkörper nach vorn beugen, bis die Hände die Füße berühren. Legen Sie sich langsam zurück, der Rücken soll dabei Wirbel um Wirbel abgerollt werden. Den Körper wieder lang ausstrecken und von vorn anfangen. 7 x.

5. Legen Sie sich flach auf den Boden, und breiten Sie beide Arme weit aus. Das rechte Knie anziehen und gleichzeitig den Kopf zum Knie heben. Das linke Bein bleibt mit durchgedrücktem Knie auf dem Boden. Bein und Kopf wieder senken und mit dem linken Bein turnen. Je 10 x.

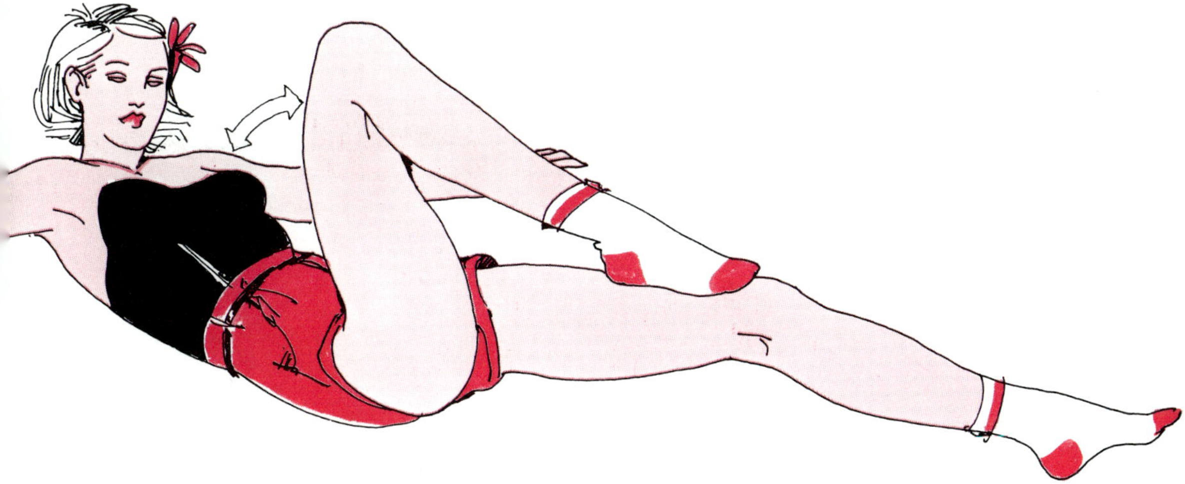

Fünf Übungen für eine anmutige Haltung

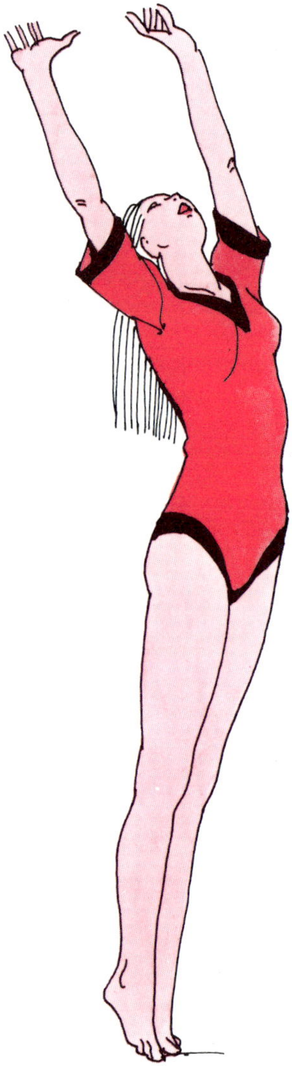

1. Legen Sie sich auf den Bauch, Arme und Beine sind langgestreckt. Mit einem Ruck die Arme und Beine gleichzeitig vom Boden abheben, alle Muskeln anspannen und in der Schwebe langsam bis drei zählen. Arme und Beine wieder senken. 5 x üben.

2. Gerade und aufrecht hinstellen, die Füße stehen geschlossen nebeneinander. Die Arme nach oben strecken und sich dabei auf die Zehenspitzen stellen, die Bauchmuskeln kräftig anspannen, wieder entspannen. Zurück auf die ganzen Fußsohlen und die Arme langsam senken. 10 x üben.

3. Knien Sie sich hin, und stützen Sie die Hände vorn auf. Jetzt mit dem Becken nach hinten zu den Fersen federn. Wieder das Gewicht auf die Arme verlagern, den

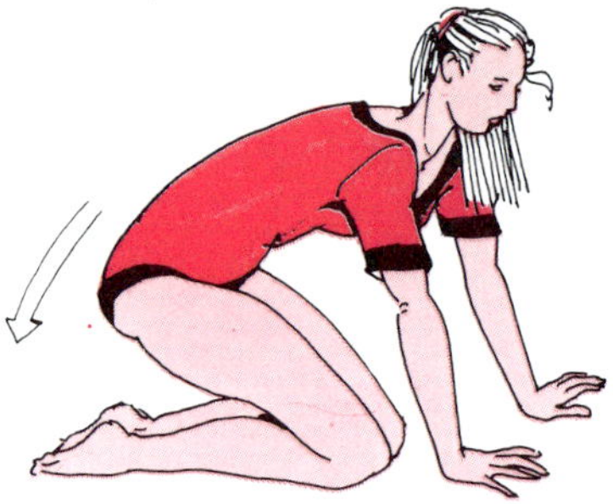

Körper lang nach hinten ausstrecken und auf den Bauch legen. Dann zurück in die Kniestellung. 5 x üben.

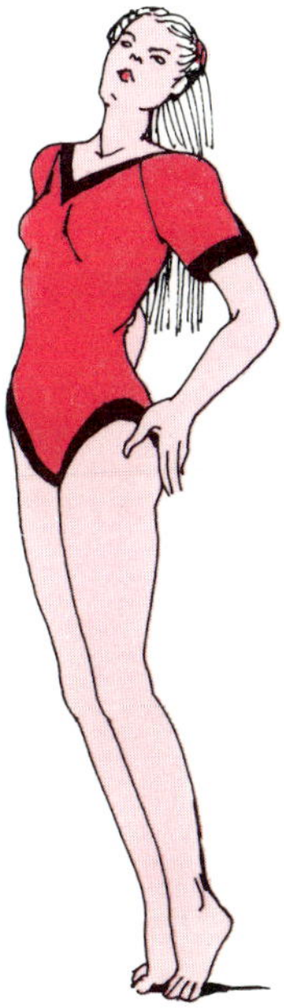

4. Stellen Sie sich mit geschlossenen Beinen gerade hin. Die Gesäßmuskeln anspannen, das Becken vorstrecken und die Hände locker auf den Po legen. Jetzt die Fersen abheben und in den Knien nachgeben. Wieder gerade stehen. 10 x üben.

5. Auf dem Boden knien und beide Hände vorn aufstützen, die Beine sind leicht gespreizt. Der Rücken soll rund wie ein Katzenbuckel sein, der Kopf hängt tief herunter. Ausatmen und kräftig den Bauch einziehen. Bis fünf zählen und dann plötzlich das Kreuz durchhängen lassen, den Kopf anheben und einatmen. 15 x.

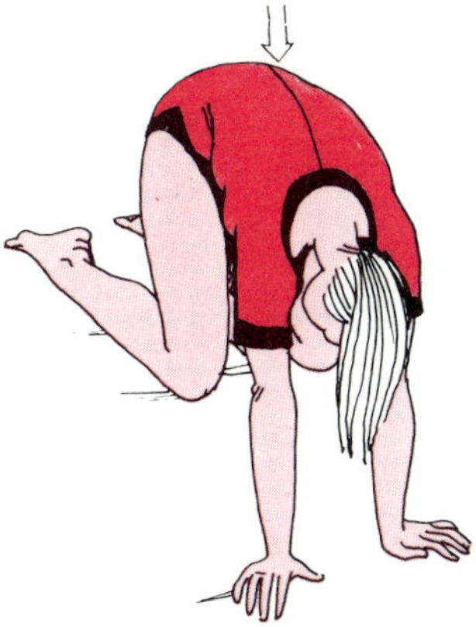

Gehen Sie richtig?

Üben Sie mal ganz bewußt das Gehen: Das rechte oder linke Bein mit geradem Knie nach vorn strecken. Den Fuß zuerst mit der Ferse aufsetzen, ihn dann von hinten nach vorn abrollen lassen und gleichzeitig den rechten oder linken Arm vorschwingen. Während der eine Fuß von der Ferse bis zur Zehe abrollt, das andere Knie leicht beugen, den Fuß abheben, vorstrecken, aufsetzen und ebenfalls abrollen. Dann kommt wieder der andere Fuß. Probieren Sie diese Schrittkombination im Zeitlupentempo aus. Die Arme schwingen immer rhythmisch mit: Beim Schritt mit dem linken Fuß bewegt sich der rechte Arm nach vorn und beim Schritt mit dem rechten Fuß der linke. Blick und Kopf sind beim Gehen erhoben.

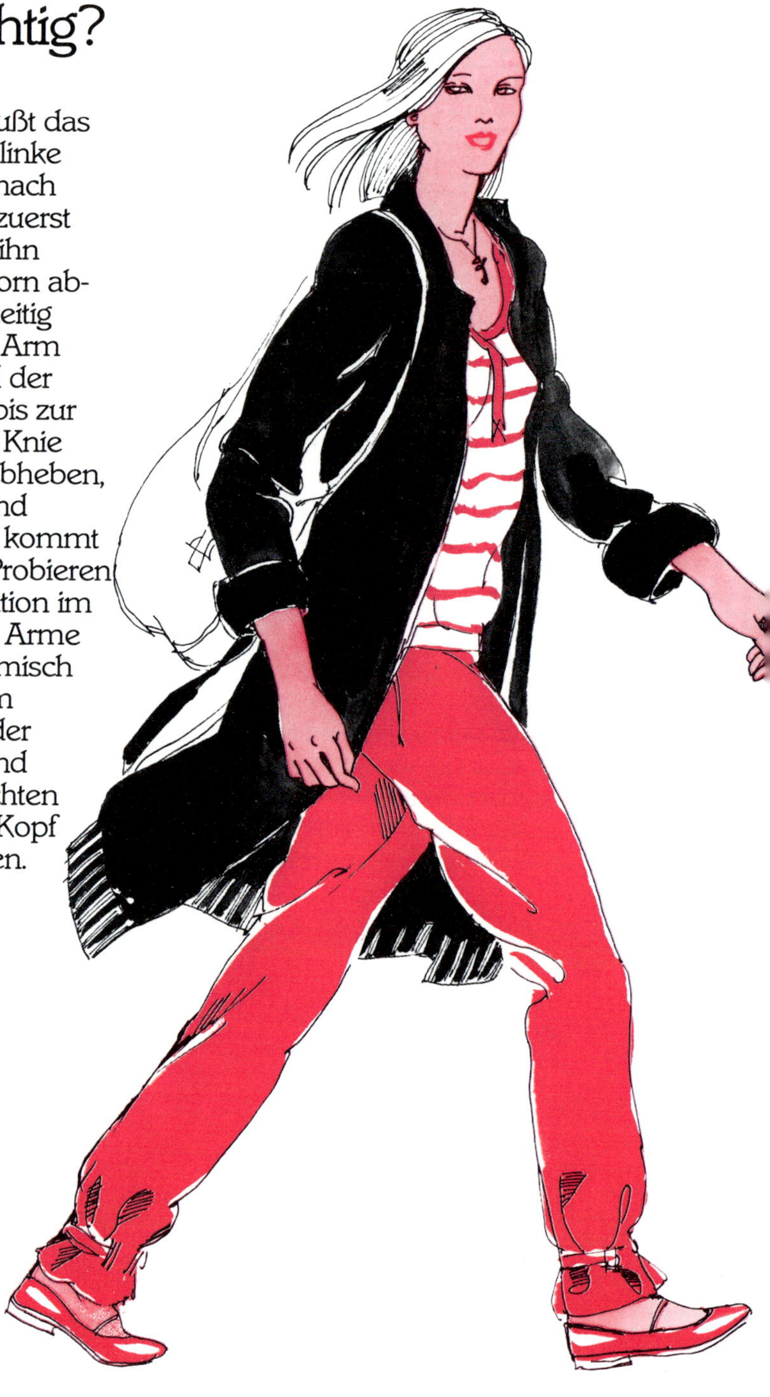

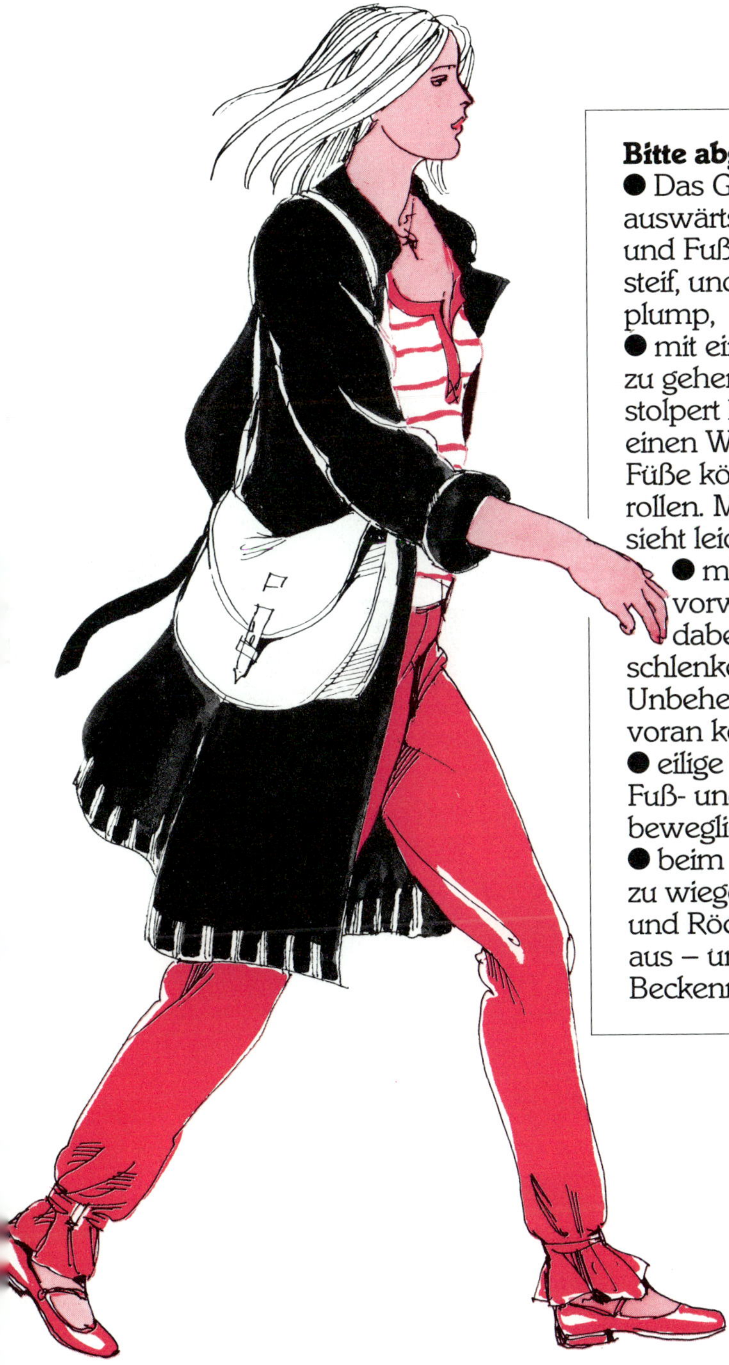

Bitte abgewöhnen

- Das Gehen und Stehen mit auswärts gesetzten Füßen. Knie und Fußgelenke werden dadurch steif, und der Gang wirkt plump,
- mit einwärts gedrehten Füßen zu gehen und zu stehen. Man stolpert leicht und bekommt einen Watschelgang, denn die Füße können nicht richtig abrollen. Man ermüdet rasch – und sieht leicht einfältig damit aus,
- mit Riesenschritten vorwärts zu stürmen und dabei die Arme zu schlenkern. Dieser Gang zeigt Unbeherrschtheit – und schneller voran kommt man auch nicht,
- eilige Trippelschritte mit steifen Fuß- und Kniegelenken und unbeweglicher Wirbelsäule,
- beim Gehen mit den Hüften zu wiegen. Das sieht in Hosen und Röcken besonders komisch aus – und bekommt den Beckenmuskeln überhaupt nicht.

Fünf Übungen für einen schönen Gang

1. Durch rasches Gehen auf der Stelle macht man die Fußsohlen wieder geschmeidig und locker. Mit geschlossenen Beinen gerade stehen, die Hände auf die Hüften stützen. Abwechselnd die linke und die rechte Ferse heben und senken. Das Gewicht wird dabei von der Ferse auf den Ballen verlagert. Jeden Fuß gut und nachdrücklich über die Sohle abrollen. Je 20 x.

2. Die Beine leicht grätschen, die Arme hoch über den Kopf heben. Zuerst das Körpergewicht auf das rechte Bein verlagern und aus der Hüfte heraus mit dem linken Bein von vorn nach hinten schwingen. Der rechte Arm bewegt sich dabei entgegengesetzt mit. Schön im Gleichgewicht bleiben! Anschließend mit dem rechten Bein üben. Je 10 x.

3. Stehend die Beine kreuzen. Die Hände auf die Hüften stützen. Jetzt auf die Zehenspitzen heben, elastisch hochhüpfen und in der Luft die Beinstellung wechseln, also über Kreuz hüpfen.

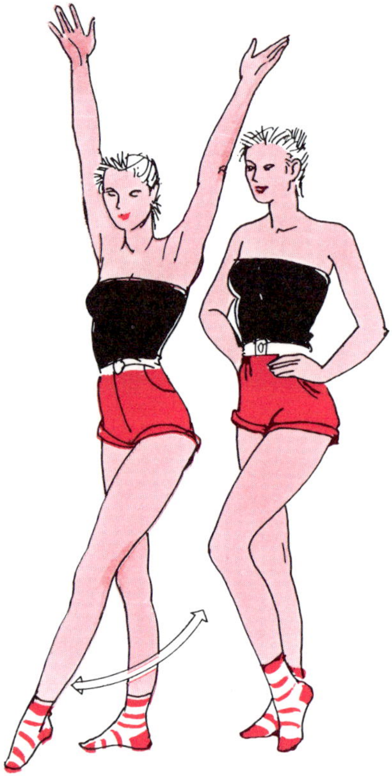

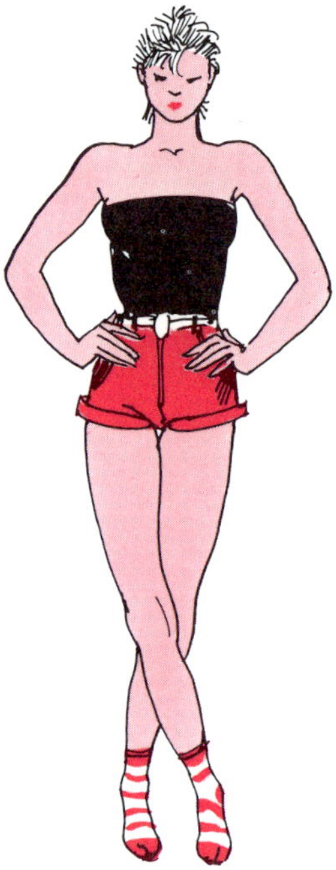

Wichtig ist bei dieser ausgezeichneten Übung, daß Sie die Schultern kräftig nach hinten drücken und daß Sie beim Hüpfen locker in den Knien nachgeben. 15 x.

4. Zur Entspannung für die Beine: Auf einer weichen Unterlage mit ausgestreckten Beinen auf dem Boden sitzen und die Hände hinten abstützen. Die Beine jetzt abwechselnd zum Körper ziehen und gleich darauf wieder auf dem Boden vorgleiten lassen. Während das eine Bein vorgleitet, das andere zum Körper ziehen. Die Beine müssen beim Ausstrecken hörbar aufklatschen, nur dann sind sie völlig entspannt. 20 x.

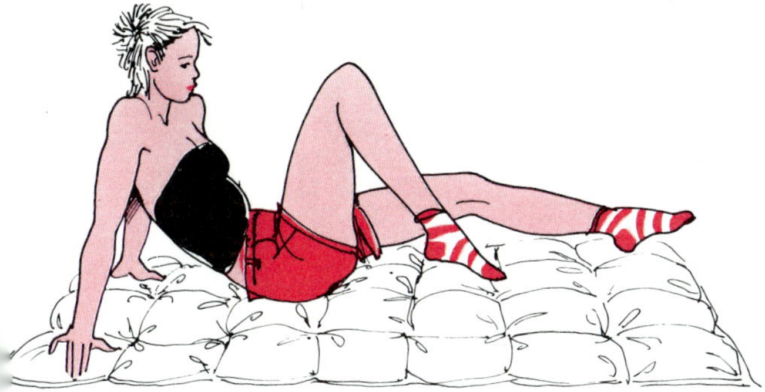

5. Auf den Bauch legen, die Hände unter den Schultern aufstützen. Abwechselnd das rechte und das linke Bein gestreckt hochschwingen. Den Kopf dabei anheben und alle Rückenmuskeln kräftig anspannen. 10 x.

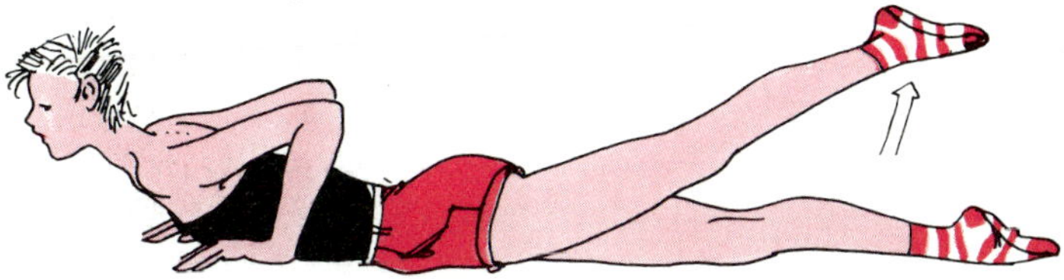

Bitte Platz nehmen zum richtigen Sitzen

Auch das richtige Sitzen gehört zum Rückentraining. Üben Sie es mal. So sitzen Sie richtig und bequem: Nehmen Sie einen Sessel. Die Sitzfläche muß so groß sein, daß das ganze Gesäß und die halben Oberschenkel Platz finden. Beide Füße stehen auf den ganzen Fußsohlen nebeneinander auf dem Boden, die Knie sind im rechten Winkel gebeugt. Die Arme liegen rechtwinklig und körpergemäß auf den Lehnen, die den ganzen Unterarm von den Ellenbogen bis zu den Handgelenken stützen. Die Rückenlehne muß in Taillenhöhe den Rücken so abstützen, daß er ohne Kraftaufwand aufrecht bleibt und die Schultern nicht nach vorn fallen. Der Kopf ist erhoben.

Diese vorbildliche Sitzhaltung muß geübt werden. Und: Sorgen Sie, wo Sie können, für eine körpergerechte Sitzgelegenheit.

- Achten Sie immer darauf, daß die Sitzlast vom ganzen Körper und nicht nur vom Gesäß getragen wird.
- Beim Lesen oder Fernsehen ist jede Sitzgelegenheit richtig, die den Rücken stützt und die Schultern entspannt.
- Legen Sie die Beine und Füße hoch, so oft es geht. Aber nur, wenn der Rücken gestützt wird.

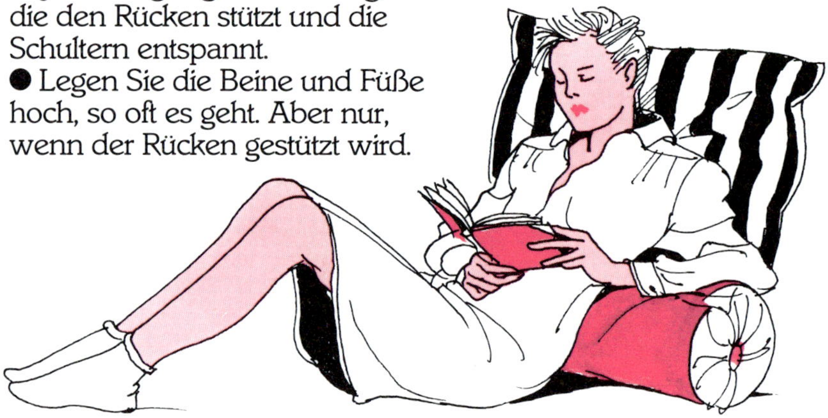

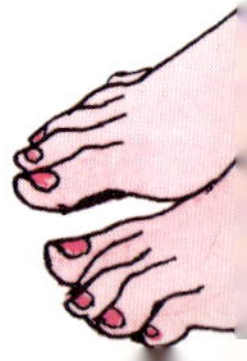

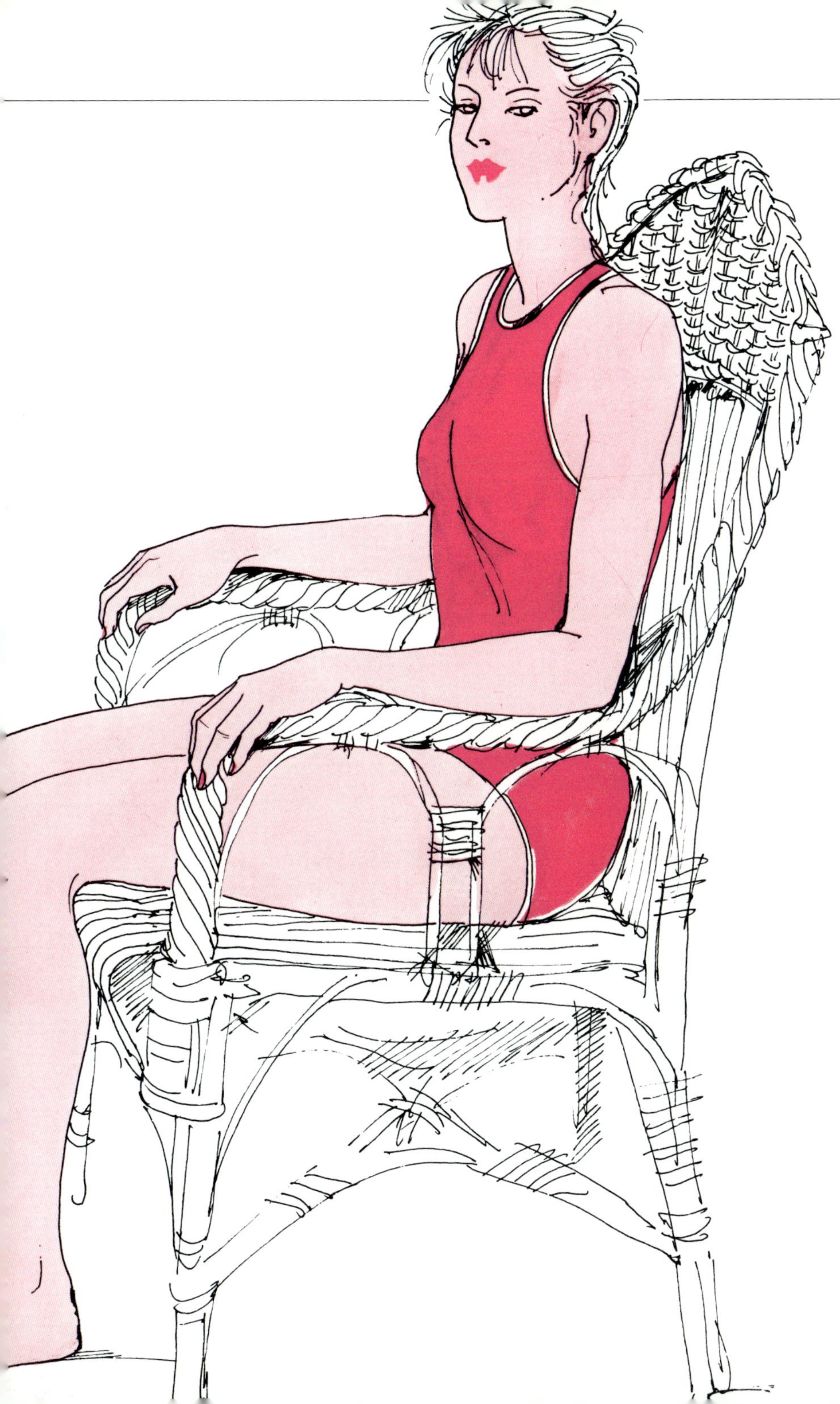

Eine schlanke und biegsame Taille

Die Taille bleibt immer in Mode, deshalb lohnt es sich, ihr die Speckpolster abzuturnen.

1. Legen Sie sich auf den Rücken, und rollen Sie auf die rechte Seite. Den Kopf mit der rechten Hand abstützen, die linke Hand liegt vor dem Körper, die Beine sind lang ausgestreckt. Das linke Bein anziehen, hochstrecken und wieder senken. 10 x. Dann nach links rollen, den Kopf wieder abstützen und das rechte Bein 10 x beugen und strecken.

2. Aufrecht stehen. Beide Arme nach vorn ausstrecken, nach links schwingen und mit einer Taillendrehung zweimal nachfedern lassen. Dann die Arme nach rechts schwingen, zweimal nachfedern lassen – und wieder nach links. Turnen Sie so lange, wie Ihnen diese Übung Spaß macht.

3. Gerade stehen, die Beine sind leicht gegrätscht. Die Arme über den Kopf heben und die Handflächen zusammenlegen. Schön gerade stehen und den Oberkörper nach rechts beugen, hochkommen und nach links beugen. Je 3 x.

4. Legen Sie sich auf den Rücken, die Beine leicht grätschen, die Arme hinter dem Kopf ausstrecken. Recken Sie sich mit gestreckten Fußspitzen, als wollten Sie länger werden. Dann abwechselnd das linke und rechte Bein ausgestreckt aus der Hüfte heraus kräftig nach oben schwingen. Je 15 x.

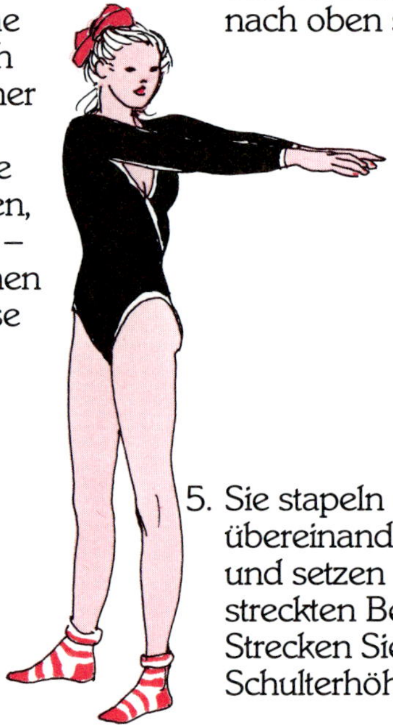

5. Sie stapeln einige Bücher übereinander auf dem Boden und setzen sich mit ausgestreckten Beinen daneben. Strecken Sie die Arme in Schulterhöhe nach vorn. Beide

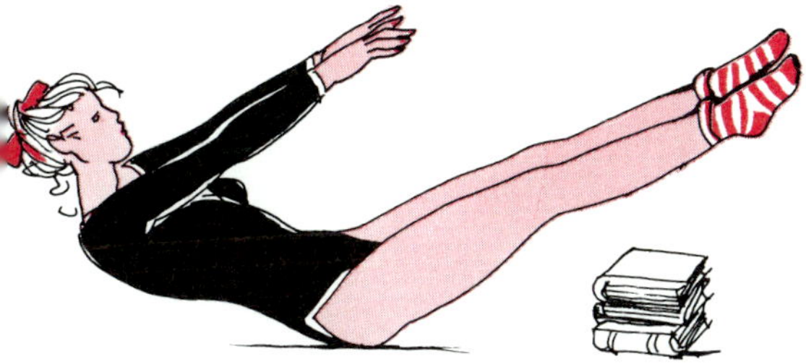

Beine gleichzeitig nach links über den Bücherstapel heben und dabei die Arme zur rechten Seite schwingen. Dann umgekehrt. Je 7 x.

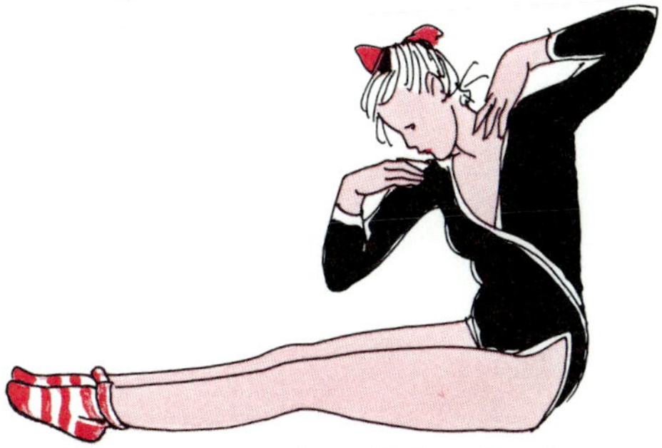

6. Sie setzen sich auf den Boden. Die Beine sind lang ausgestreckt, die Hände liegen auf den Schultern. Beugen Sie sich zur rechten Seite, und versuchen Sie, den Boden mit den Ellenbogen anzutippen. Kurz nachwippen, wieder hochkommen und zur anderen Seite üben. Die Knie bleiben gestreckt! Je 10 x.

7. Aufrecht stehen, die linke Hand auf die Hüfte stützen. Den rechten Arm in Schulterhöhe dreimal gestreckt nach hinten federn lassen. Dabei den Oberkörper mitdrehen und tief einatmen. Dann mit

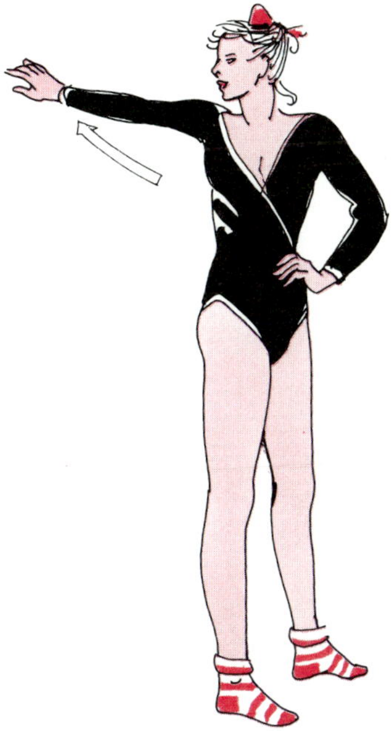

der rechten Hand zum linken Knie greifen und ausatmen. Mit jedem Arm 10 x.

Der Modetip

Damit Ihre Taille schlank aussieht, vermeiden Sie alles, was eine formlose Taille betonen oder den Oberkörper verkürzen kann: ● enge Gürtel und Schärpen ● dicke, taillenkurze Pullis und Blusen ● breite Rockbündchen. Vorteilhaft sind: ● hüftlange Oberteile, die Ihre Taille lose umspielen ● gerade, hüftlang herunterhängende Jacken ● schmale, etwas durchhängende Gürtel ● Schals, Tücher, Schmuck oder hübsche Kragen als Blickfang um den Hals.

Gut für die Hüften

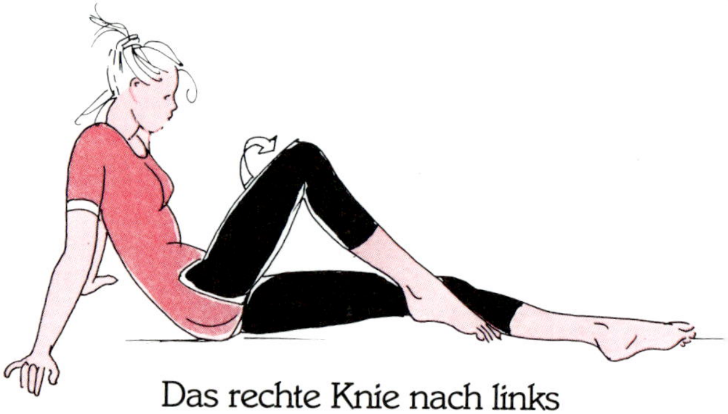

Mollige Hüften müssen kreisen

Probieren Sie mal einen Bauchtanz. Der Oberkörper bleibt dabei ganz unbeteiligt. Tanzen Sie Twist oder Rock 'n' Roll – auch das ist Hüftgymnastik. Denken Sie daran: Fettpolster schmelzen nur mit Diät und eisernem Training! Durch den Knochenbau bedingte breite Hüften werden durch Gymnastik zwar nicht schmaler, aber beweglicher. Dadurch gewinnen Sie wieder ein Gefühl für die Körpermitte, bekommen einen beschwingten Gang und eine beneidenswert aufrechte Haltung.

1. Setzen Sie sich auf den Boden, und stützen Sie die Hände hinten auf. Die Beine gerade und geschlossen vorstrecken.

Das rechte Knie nach links hochziehen, dabei die Hüfte nach links rollen. Jetzt zur rechten Seite wechseln und das linke Knie hochziehen. Je 10 x üben.

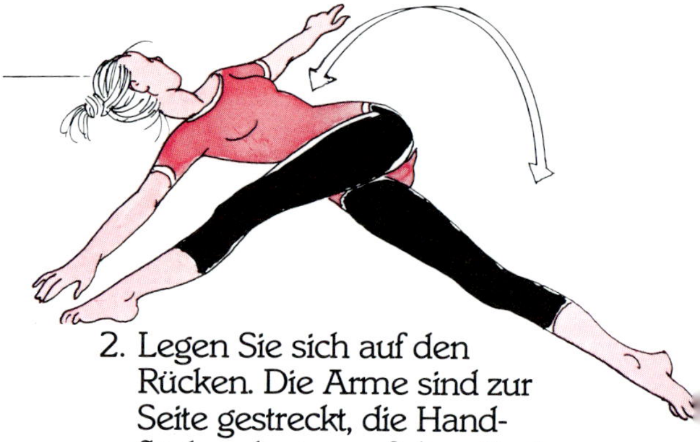

2. Legen Sie sich auf den Rücken. Die Arme sind zur Seite gestreckt, die Handflächen liegen auf dem Boden. Beide Beine strecken Sie nebeneinander aus. Das linke Bein langsam heben, bis zur Mitte strecken, langsam nach rechts senken, bis das Bein fast neben der Hand liegt – der Kopf geht dabei nach links. Bis fünf zählen, das Bein wieder heben und nach vorne senken. Dann ist das andere Bein an der Reihe. Je 3 x üben.

3. Halten Sie sich mit der rechten Hand an einer Wand fest, und stehen Sie aufrecht mit erhobenem Kopf. Jetzt das gestreckte linke Bein dreimal im hohen Bogen über eine Stuhllehne schwingen. Umdrehen und das rechte Bein schwingen, während die linke Hand abgestützt wird. Je 5 x üben.

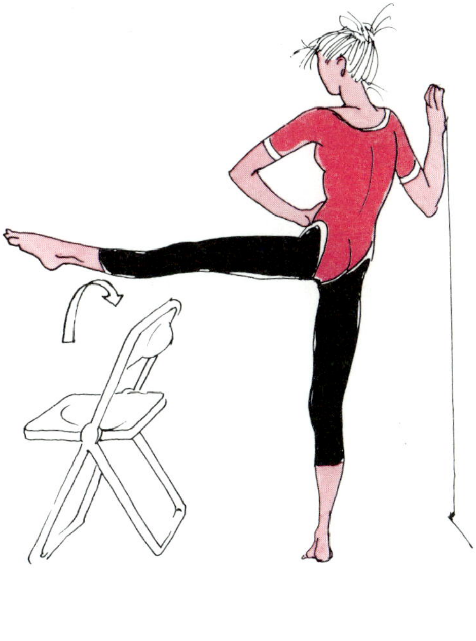

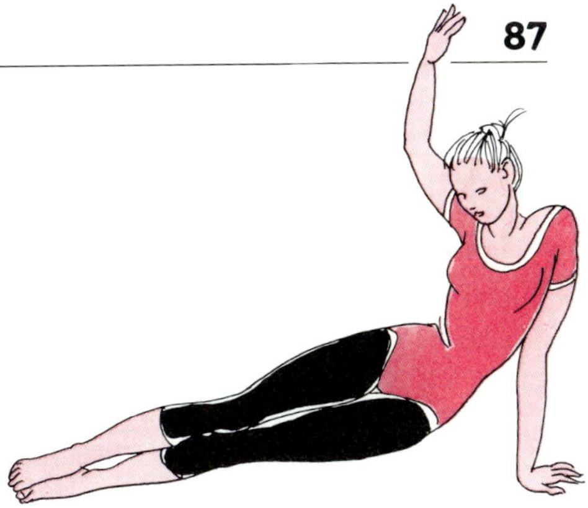

4. Setzen Sie sich mit ausgestreckten Beinen auf den Boden. Mit Schwung stützen Sie sich auf die linke Hand, der rechte Arm schwingt hoch. Der Körper rollt sich mit nach links. Dann mit der rechten Hand den Körper abstützen und Körper und Beine ebenfalls nach rechts abrollen. Je 5 x üben.

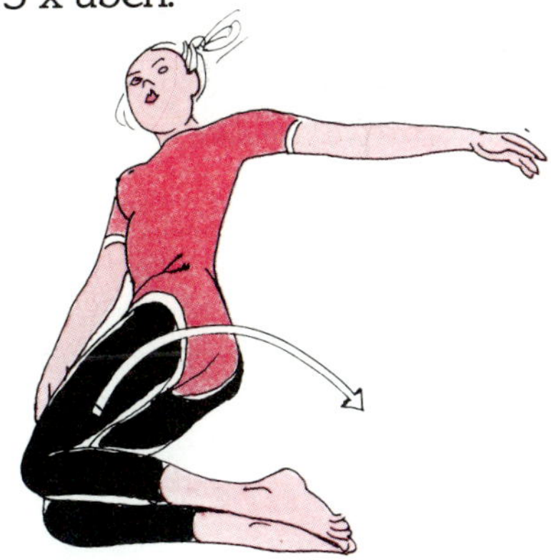

5. Legen Sie sich auf den Rücken, und breiten Sie die Arme weit aus. Die geschlossenen Füße anziehen und die ebenfalls geschlossenen Knie einmal nach rechts, dann nach links auf den Boden fallen lassen. Je 5 x üben.

6. Sie knien sich hin und strecken die Fußspitzen aus. Die Arme nach vorn heben. Setzen Sie sich links neben Ihre Fersen. Dann kommen Sie schwungvoll wieder auf die Knie und setzen sich anschließend rechts neben die Fersen. Je 7 x üben.

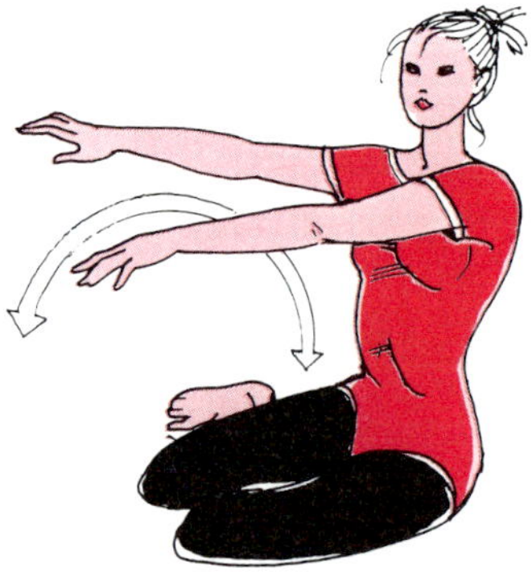

7. Stellen Sie sich aufrecht hin, und ziehen Sie ein Knie hoch. Die Fußspitze dabei schön gerade nach unten strecken. Jetzt das Knie mit der Hand festhalten, weit zur Seite führen und wieder zurückholen. Das Standbein bleibt gestreckt. Mit jedem Bein 7 x üben.

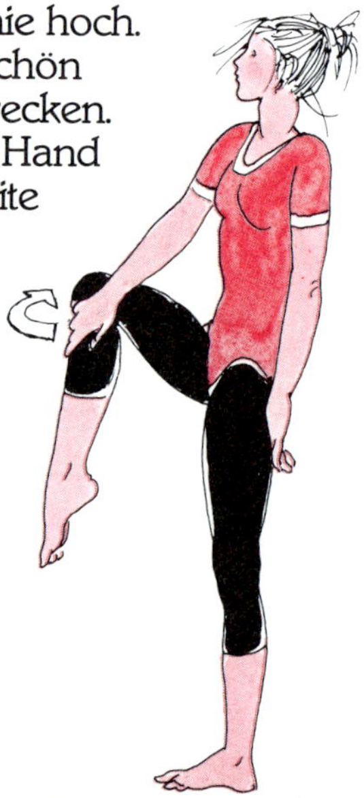

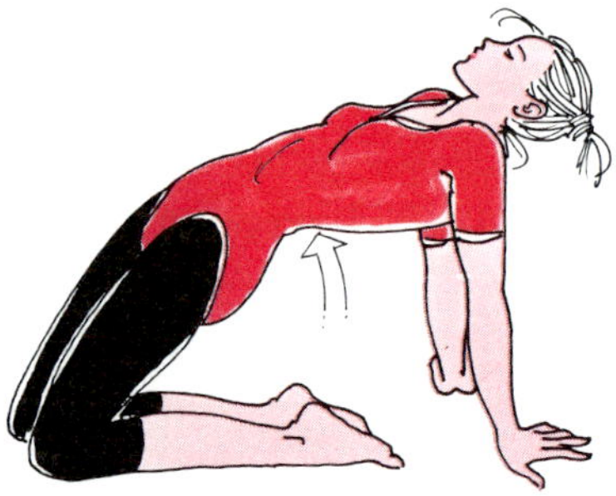

8. Setzen Sie sich auf Ihre Fersen, und stützen Sie die Hände hinter sich auf. Die Arme sind ganz gestreckt, während Sie Bauch- und Beckenmuskeln anspannen. Schieben Sie die Hüften nach vorn, so daß Sie ein Hohlkreuz bekommen. Den Kopf locker in den Nacken fallen lassen. Zählen Sie langsam bis drei, und setzen Sie sich wieder auf die Fersen. 8 x üben.

9. Stellen Sie sich gerade hin, grätschen Sie die Beine weit, und beugen Sie den Oberkörper nach vorn, bis die Hände den Boden berühren – oder die Arme einfach baumeln lassen. Wippen Sie mit den Hüften abwechselnd nach rechts und links, als wollten Sie mit Ihren Hüften ein schweres Möbelstück fortschieben. Nach jeder Seite 15 x üben.

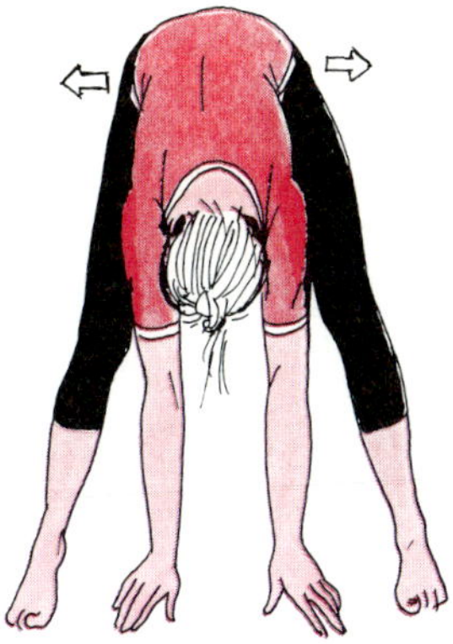

10. Sie stellen sich gerade hin und stützen beide Hände auf die Hüften. Die Füße sind geschlossen. Abwechselnd die Hüften nach rechts und links kräftig herausstoßen. Schulter und Kopf sollen sich nicht mitbewegen. Je 10 x üben.

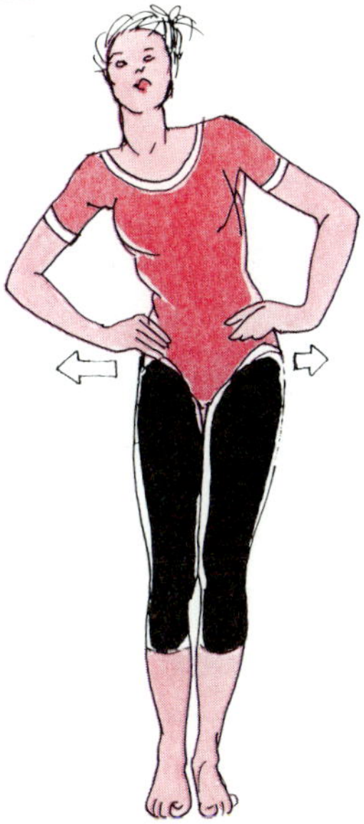

Der Modetip
Günstig für mollige Hüften sind:
● halbweite Röcke, die ab der Taille leicht ausgestellt sind ● Röcke mit Mittelfalte ● Röcke mit vorderer und rückwärtiger Faltenpartie ● längsgemusterte Stoffe ● mittelschwere oder glatte Stoffe, die nicht so schnell aussitzen oder -beulen ● dunkle Farben ● Kasackblusen, die bis zum Oberschenkel reichen ● Blusen und Kleideroberteile, die nicht zu knapp und schmal sitzen ● schmale Gürtel.

Damit der Bauch wieder straff wird – nur nicht

Guter Appetit zeigt sich zuerst am gerundeten Bauch. Wölbt er sich vor, stimmt die Figur in den Proportionen nicht mehr, und die Kleider sitzen nicht, wie sie sollen. Mieder und Korsetts mogeln zwar einige Pfunde weg, aber spätestens im Badeanzug zeichnet sich der runde Bauch wieder deutlich ab. Ärgern Sie sich nicht darüber, sondern turnen Sie, damit der Bauch wieder flach und elastisch wird. Kleine Warnung: Diese acht Übungen strengen an. Ein Muskelkater bleibt am Anfang nicht aus – aber die Mühe lohnt sich.

1. Stellen Sie sich aufrecht hin, die Arme hängen locker herunter. Ziehen Sie jetzt den Bauch so kräftig ein, als sollte er an die Wirbelsäule gedrückt werden. Bis zehn zählen und die Bauchmuskeln wieder entspannen. 12 x.

Diese unsichtbare Übung können Sie auch im Sitzen und im Liegen – sogar am Arbeitsplatz oder an der Bushaltestelle machen.

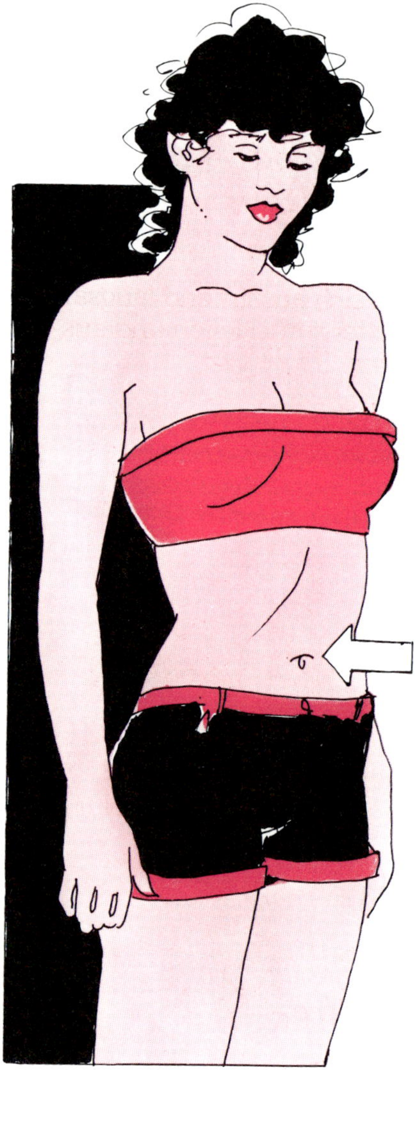

ufgeben

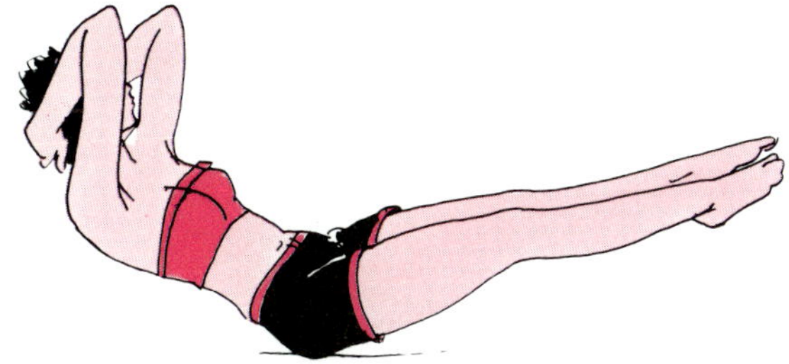

2. Lang auf dem Boden liegen, die Hände hinter dem Kopf verschränken. Tief einatmen und Kopf, Schultern und gleichzeitig die gestreckten Beine vom Boden heben. In dieser Stellung kurz bleiben und sich ausatmend langsam wieder zurücklegen und ausruhen. 3 x üben.

3. Legen Sie sich flach auf den Rücken, und verschränken Sie die Arme im Nacken. Richten Sie sich nun mit dem Oberkörper langsam zum Sitzen auf, und rollen Sie den Körper genauso langsam wieder zurück. Wer es nicht gleich schafft, darf die Füße unter einen Schrank oder einen Sessel schieben, das hilft! Beide Beine bleiben bei dieser Übung gerade ausgestreckt. 7 x üben.

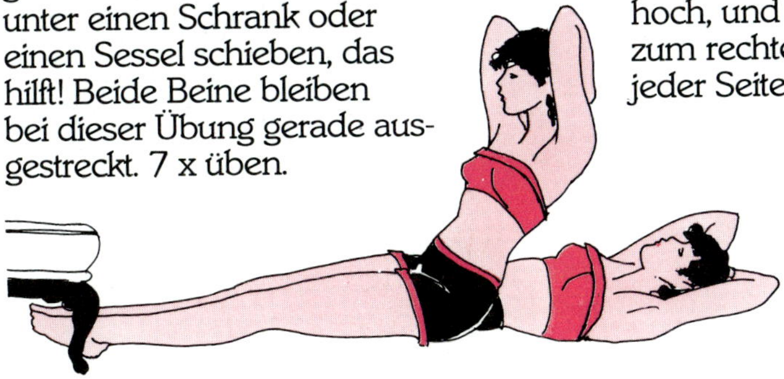

4. Setzen Sie sich auf den Boden, und stützen Sie die Arme seitlich neben sich auf. Klemmen Sie ein Kissen (oder einen Ball) zwischen die Füße und heben es mit gestreckten Beinen auf und ab, so hoch Sie können. 20 x üben.

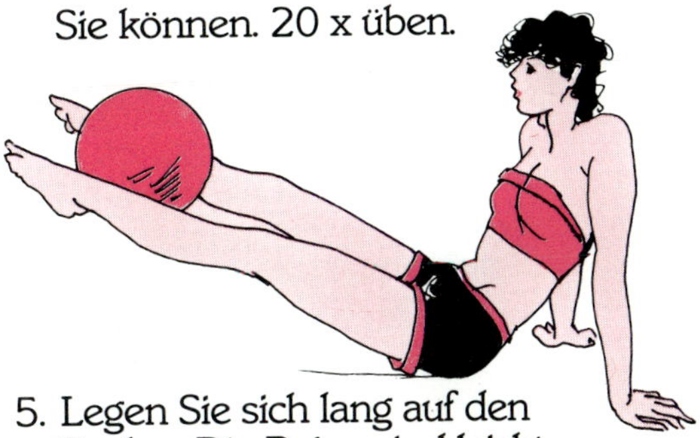

5. Legen Sie sich lang auf den Boden. Die Beine sind leicht gegrätscht, die Arme liegen ausgestreckt hinter dem Kopf. Mit Schwung hochkommen, den Oberkörper nach vorn schwingen und mit den Händen so weit wie möglich dreimal zum linken Fuß federn. Legen Sie sich langsam wieder zurück, kommen Sie erneut hoch, und federn Sie dreimal zum rechten Fuß. 4 x nach jeder Seite üben.

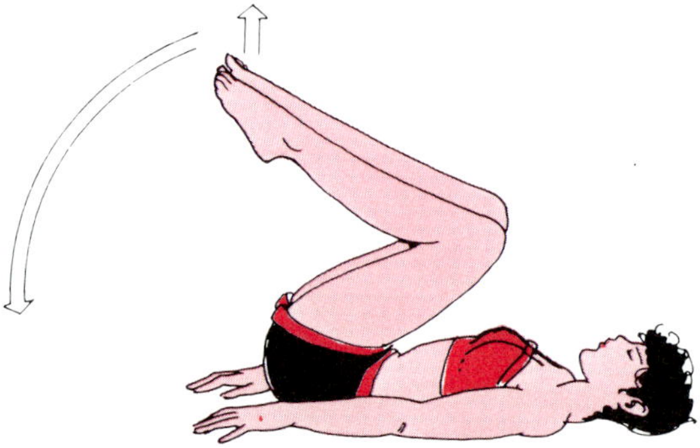

6. Legen Sie sich auf den Bauch. Unterschenkel heben und beide Füße mit den Händen umfassen. Den Oberkörper anheben und den Kopf locker in den Nacken legen. Schaukeln Sie jetzt auf Ihrem Bauch vor und zurück. Je öfter Sie üben, um so leichter wird es. 7 x wiederholen.

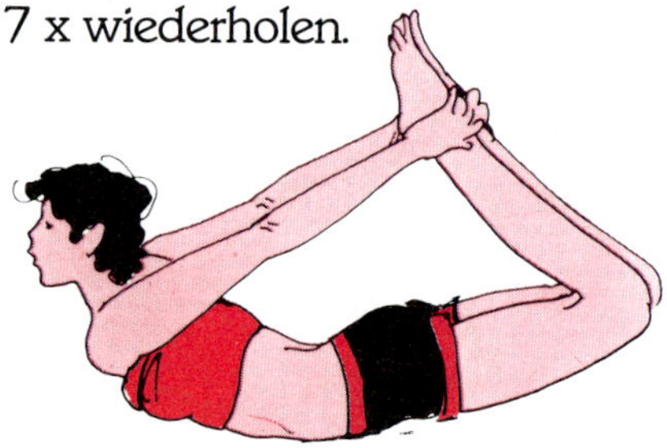

7. Legen Sie sich mit ausgestreckten Beinen auf den Rücken, die Arme liegen neben dem Körper. Mit Schwung beide Knie anwinkeln, zur Brust ziehen, die Beine senkrecht und gerade in die Luft strecken und im Zeitlupentempo wieder zurück auf den Boden senken. Erst langsam, dann schneller werden. 10 x üben.

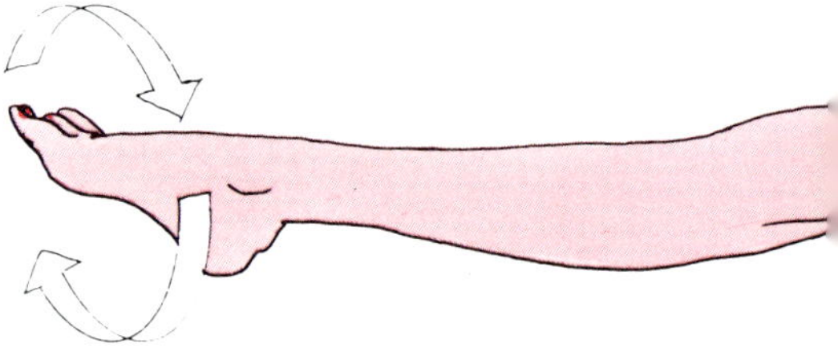

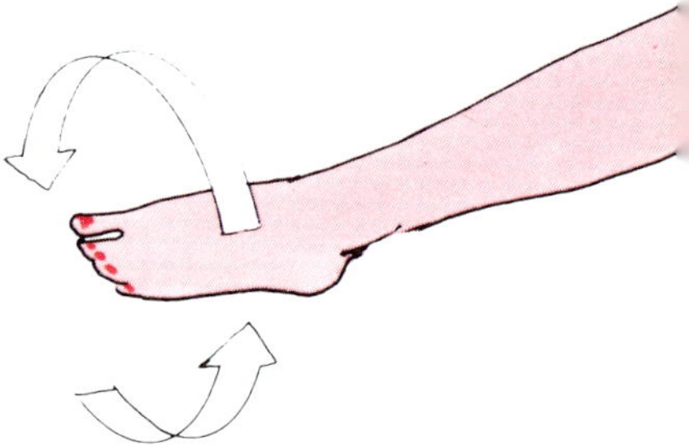

8. Legen Sie sich wieder auf den Rücken, und spreizen Sie leicht die Beine. Die Arme liegen weit ausgebreitet auf dem Boden. Dann heben Sie beide Beine gleichzeitig etwa zehn Zentimeter über den Boden an und lassen sie gegeneinander in der Luft kreisen. Beine wieder senken, eine kleine Atempause einlegen und die Beine in entgegengesetzter Richtung kreisen lassen. Je 10 x üben.

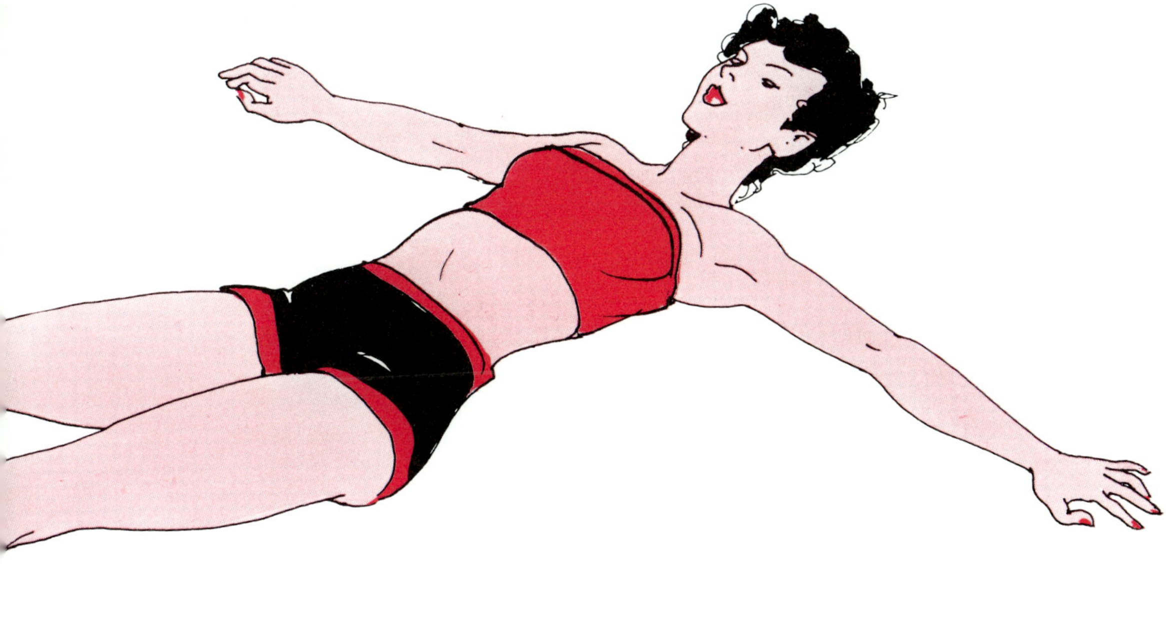

Probleme mit dem Po?

Schlank oder gepolstert – diese sechs Übungen tun dem Hinterteil gut. Besonders, wenn Sie viel sitzen und auf straffe Formen Wert legen.

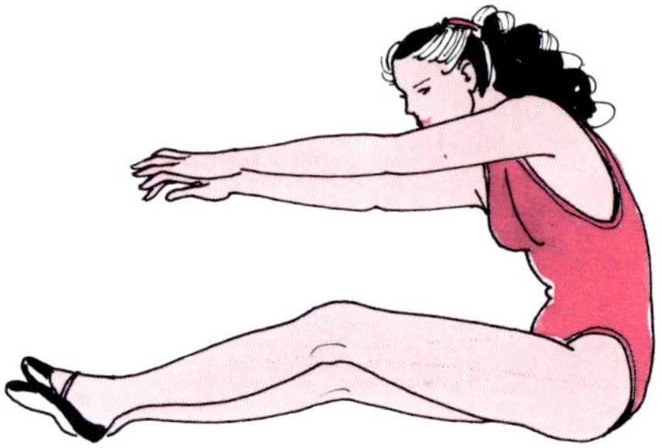

1. Setzen Sie sich aufrecht auf den Boden. Die ausgestreckten Beine liegen nebeneinander, die Arme sind weit ausgestreckt. Jetzt mit dem Po von einer Seite zur anderen rollen – wie eine Kinderwiege. Zählen Sie dabei bis 20.

2. Setzen Sie sich mit ausgestreckten Beinen auf den Boden, und rutschen Sie auf dem Gesäß mal rechts, mal links nach vorn. Ebenso wieder zurück wandern. Jeweils bis zehn zählen. Zum Schluß den Kopf entspannt nach vorn senken und einen runden Katzenbuckel machen.

3. Setzen Sie sich mit leicht gegrätschten und lang ausgestreckten Beinen auf den Boden, und verschränken Sie die Hände im Nacken. Halten Sie den Oberkörper ganz gerade. Das rechte und das linke Bein abwechselnd aus der Hüfte vorschieben und dabei langsam im Zimmer vorwärts und wieder zurück rutschen. Zählen Sie jeweils bis zehn.

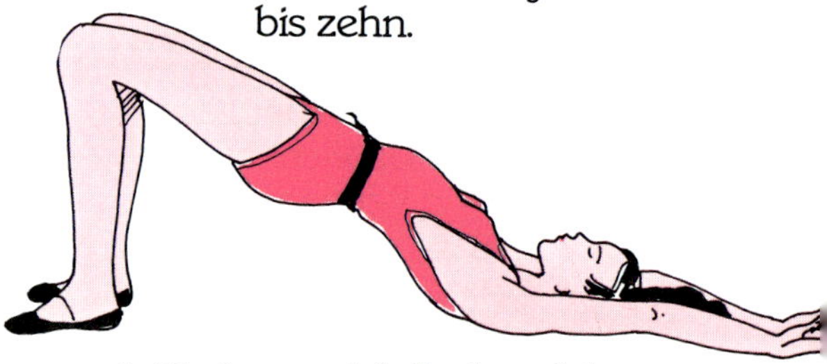

4. Sie legen sich flach auf den Rücken und strecken beide Arme nach hinten aus. Die Füße werden angezogen, die Bauch- und Beckenmuskeln angespannt und der Po vom Boden abgehoben. Ausatmen. Das Becken wieder senken, entspannen und einatmen. 10 x üben.

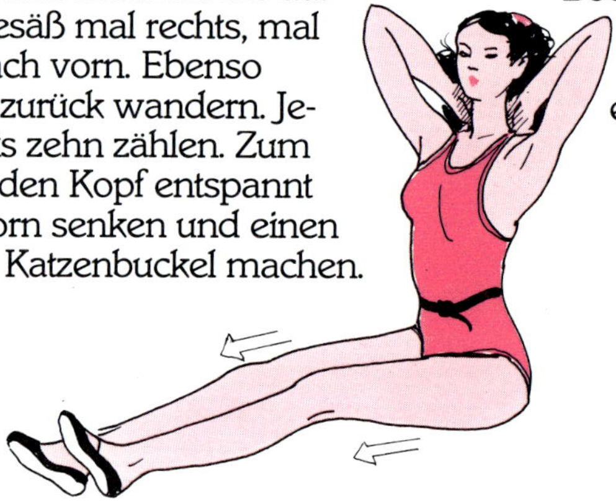

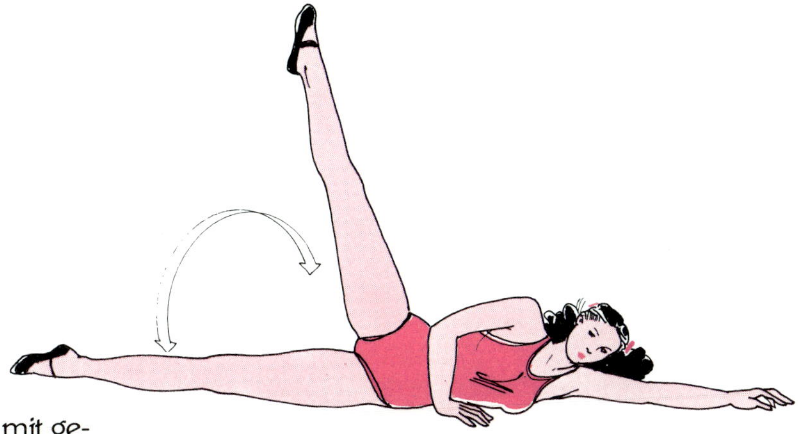

5. Setzen Sie sich mit geschlossenen, ausgestreckten Beinen gerade hin. Die Arme sind in Schulterhöhe locker ausgestreckt. Jetzt die Knie anziehen, nach links beugen und dabei das Gewicht auf die linke Sitzfläche verlagern. Einatmen. Setzen Sie sich wieder gerade hin, strecken Sie die Beine lang, und atmen Sie aus. Die Knie wieder anziehen, nach rechts beugen und nach rechts abrollen. Je 10 x üben.

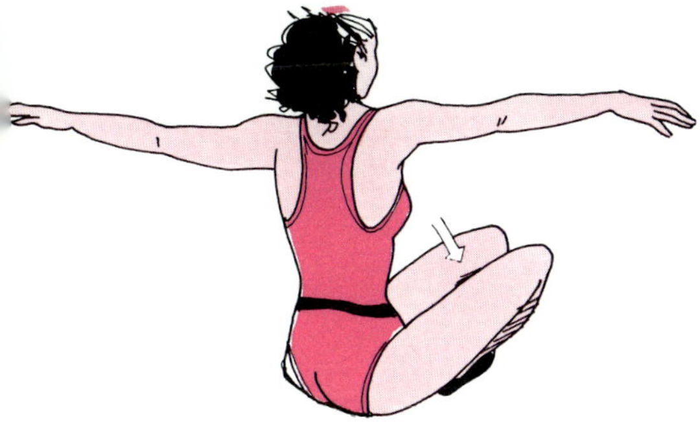

6. Legen Sie sich auf die linke Seite, den linken Arm gerade strecken. Die rechte Hand vor dem Körper auf den Boden stützen. Das rechte Bein weit nach oben schwingen und dabei einatmen. Das Bein senken, mit dem ganzen Körper auf den Rücken rollen, ausatmen. Nun nach rechts drehen, das linke Bein hochschwingen – und wieder zurückrollen. Je 12 x üben. Wenn diese Übung Sie zu sehr anstrengt, üben Sie am Anfang nur 6 x nach jeder Seite.

Bringen Sie Ihre Beine auf Trab

Das gilt für alle Frauen: Die Beine so oft wie möglich hochlegen und bequeme Kleidung tragen, die nicht beengt und einschnürt. Das Blut in den Beinen hat beim Gehen und Stehen eine schwere Bergaufstrecke zu bewältigen. Deshalb sollten Sie die Zirkulation unterstützen – durch Gymnastik, Schwimmen, Radfahren, Tanzen, Wandern, Treppensteigen. Damit verhindern Sie schwere, müde Beine – und Krampfadern!

Wasser hilft, wenn Sie müde Beine haben. Lassen Sie die Badewanne zehn bis 20 cm hoch mit kaltem Wasser volllaufen. Reinsteigen und wie ein Storch darin herumwaten. 10 x hin und her. Die Beine danach abtupfen und warme Strümpfe anziehen. Ihre Beine werden prickeln, und Sie fühlen sich anschließend munter.

Ein kalter Guß nach Kneipp-Rezept: Morgens gleich nach dem Aufstehen in die Badewanne steigen. Einen kalten Brausestrahl außen vom rechten Fuß aus bis zu Hüfte und Po hinaufführen, danach langsam an der Beininnenseite hinunterduschen. Zum linken Bein wechseln, wieder außen herauf- und innen hinunterduschen. Nicht frottieren! Das Ganze soll höchstens drei Minuten dauern. Die Beine werden stark durchblutet, Sie fühlen sich dadurch erfrischt und kommen morgens schneller in Gang.

Stützstrümpfe

Wer im Beruf viel stehen muß oder zu Krampfadern neigt, sollte mit einem Facharzt beraten, ob Stützstrümpfe die Beine entlasten können. Zweizugstrümpfe oder Strumpfhosen, quer und längselastisch, helfen am besten. Sie sehen fast wie normale Strümpfe aus.

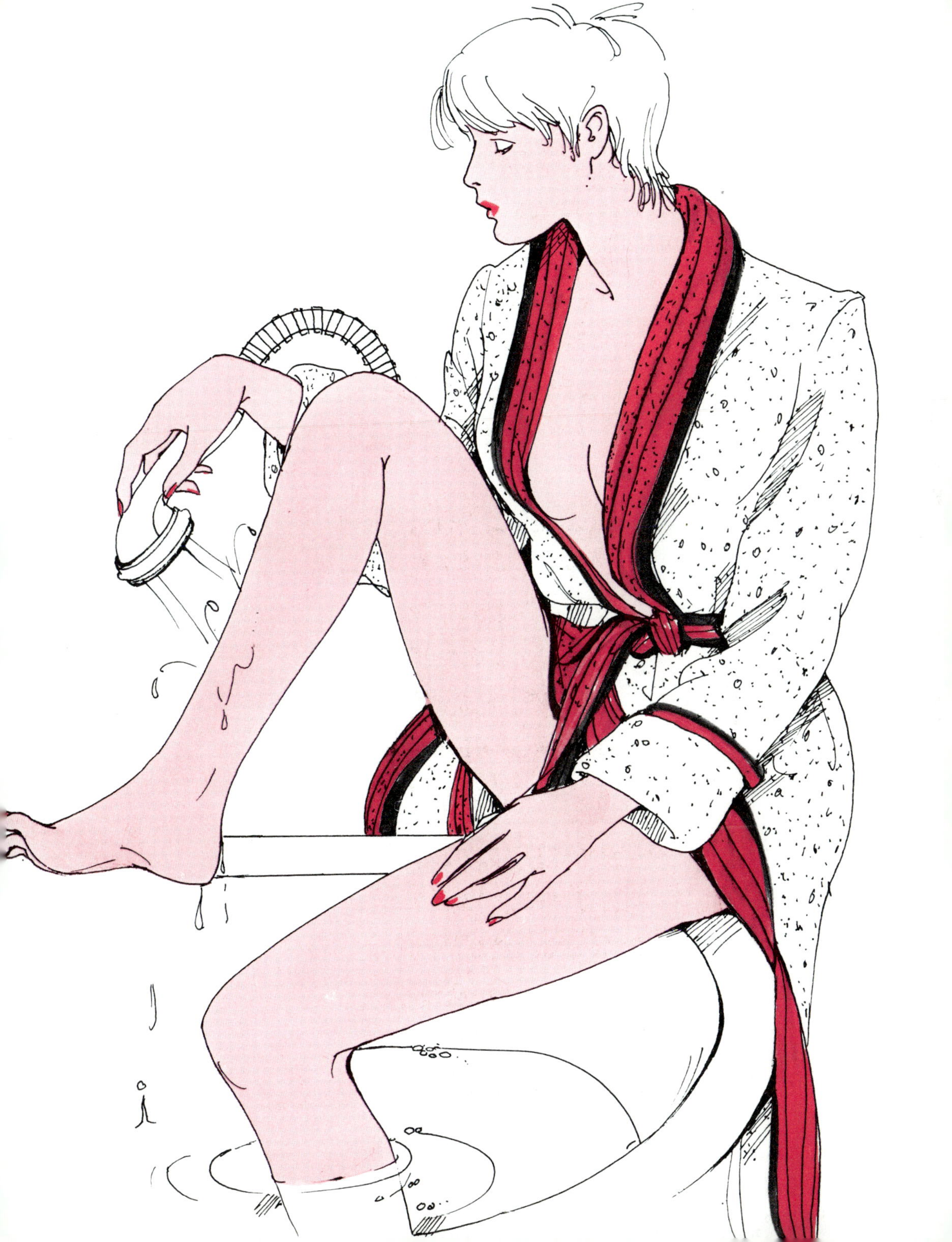

Zu dünne Beine

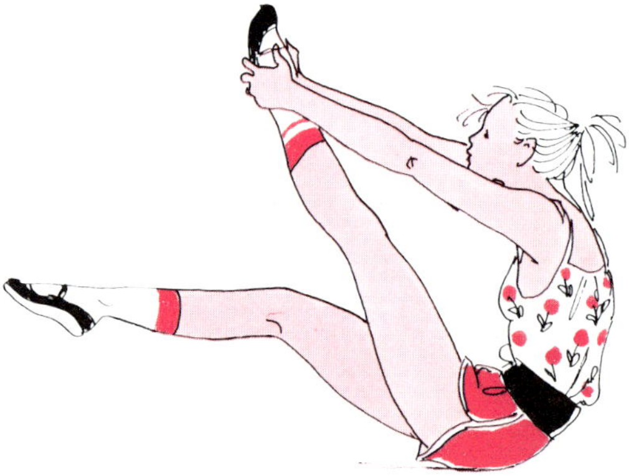

Zu schlanke, formlose Beine lassen sich leicht überspielen. Üben Sie einen anmutigen und ausgeglichenen Gang, und stärken Sie die Beinmuskulatur mit diesen Übungen.

1. Laufen Sie mit schwingenden Armen auf der Stelle. Die Knie tüchtig hochziehen und weiterlaufen. Dann beim Laufen mit jeder Ferse an den Po schlagen. 10 x rechts, 10 x links.

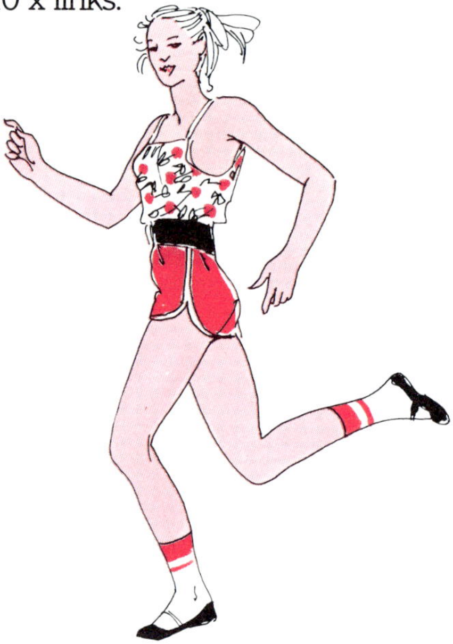

2. Setzen Sie sich auf den Boden, und umfassen Sie mit beiden Händen die linke Fußsohle. Jetzt das linke Knie ganz gerade durchstrecken, die Hände lösen und das Bein senken. Federn Sie einmal mit dem Rücken vor, und richten Sie sich wieder auf. Jetzt die Übung mit dem rechten Bein wiederholen. Je 5 x. Nicht aufgeben, wenn die Übung nicht auf Anhieb klappt. Man muß sich erst gelenkig turnen.

3. Gerade stehen und die Arme nach vorn ausstrecken. Nun die Knie beugen und sich langsam nach unten bewegen. Kommen Sie wieder hoch, und strecken Sie die Arme über den Kopf in die Luft. Diese langsamen Kniebeugen so lange turnen, bis sich graziöse Leichtigkeit einstellt. Machen Sie diese Übung erst 5 x, und steigern Sie sich allmählich auf 20 x und mehr.

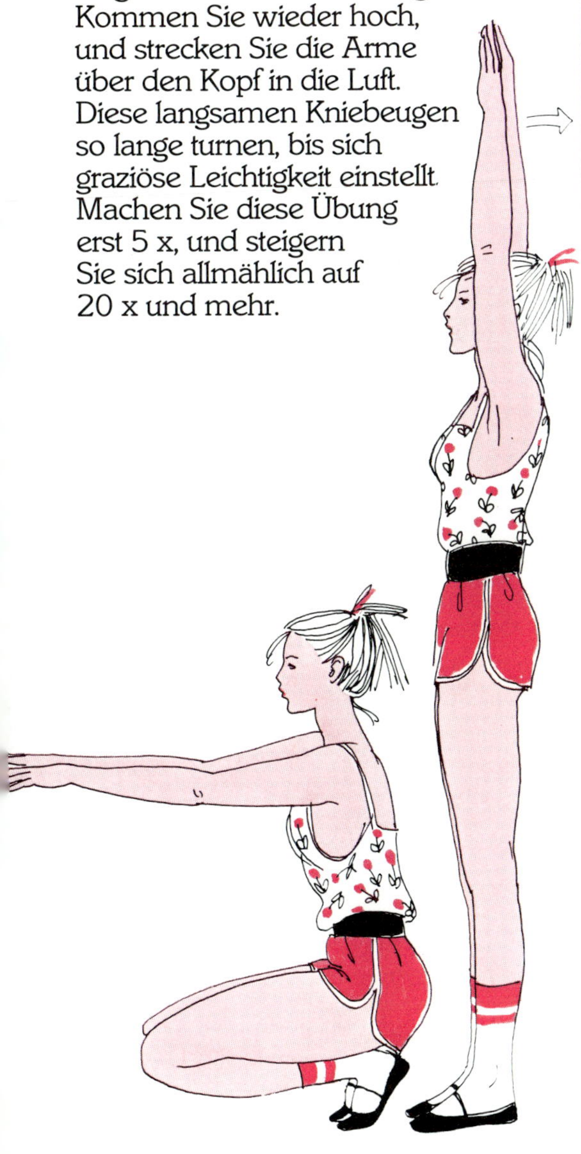

Der Modetip
Günstig für zu dünne Beine:
● Kniestrümpfe und alle anderen Strümpfe mit Mustern
● sportliche Schuhe mit bequemen, halbhohen Absätzen und hochgezogener Vorderpartie.
● Die beste Rocklänge: knapp kniebedeckend. ● Weite und bauschige Röcke nur mit Stiefeln tragen, sonst lenkt der Kontrast den Blick zu sehr auf die Beine. ● Sind Sie sehr groß, passen weite Hosen zu Ihnen.
● Bei kleiner oder mittlerer Statur sind alle klassisch geschnittenen Hosen geeignet.

Dicke Beine

Massieren Sie Ihre Beine einmal am Tag. Immer von den Füßen bis zu den Hüften in kreisenden Bewegungen hochstreichend. Denken Sie daran: Dicke Beine brauchen viel Bewegung.

Zehn Spezialübungen

1. Im Stehen beide Arme zur Seite strecken, das linke Knie heben und den Unterschenkel kreisen lassen. Dann mit dem rechten Bein. Je 10 x üben.

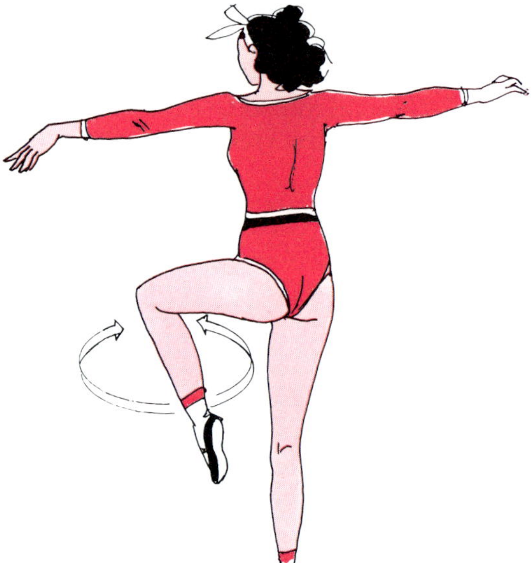

2. Gerade stehen, die Hände auf die Hüften stützen und abwechselnd jedes Bein gestreckt nach vorn schleudern. 10 x mit jedem Bein üben.

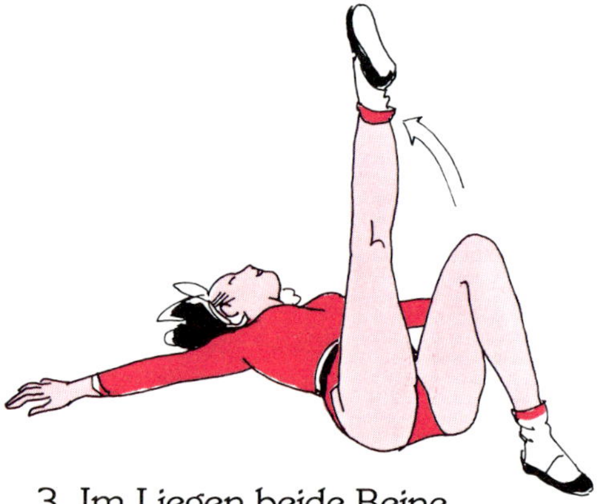

3. Im Liegen beide Beine anwinkeln und den rechten Unterschenkel 20 x senkrecht hochschleudern und wieder gegen den Oberschenkel fallen lassen. Dann mit dem linken Bein turnen.

4. Laufen Sie auf der Stelle, und schlagen Sie abwechselnd mit den Fersen an den Po, dann die Knie im Laufschritt nach vorn hochziehen. Je 10 x üben.

5. Hüpfen Sie mit beiden Beinen auf der Stelle: Mit dem rechten Bein etwas nach links hüpfen und dabei das linke Bein leicht anwinkeln. Die Arme schwingen locker nach links. Dann auf dem linken Bein hüpfen, die Arme pendeln dabei nach rechts. Je 30 x üben.

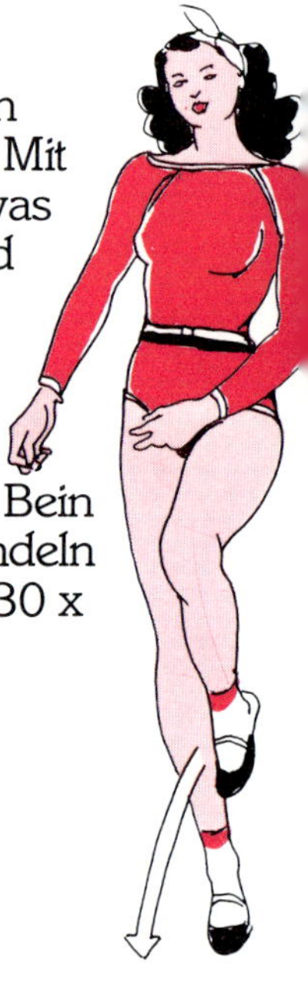

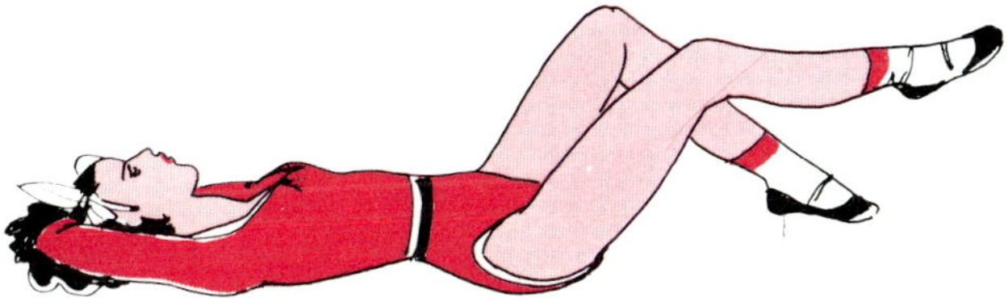

6. Legen Sie sich ausgestreckt auf den Rücken, und fahren Sie ganz flach über dem Boden Rad. Dabei auf den Hüften von rechts nach links rollen und wieder zurück. Zählen Sie dabei bis 30.

7. Legen Sie sich ausgestreckt hin. Ziehen Sie die Beine an – die Füße stehen etwa zehn Zentimeter auseinander. Jetzt die Knie und Beine zusammenklatschen. 30 x üben.

8. Setzen Sie sich auf den Boden, und stützen Sie die Hände hinten auf. Beide Beine dicht über dem Boden abwechselnd anwinkeln und lang ausstrecken. Je 10 x üben.

9. Machen Sie einen normal großen Schritt, und bleiben Sie in dieser Stellung stehen. Jetzt die Arme gleichzeitig vor- und rückwärts pendeln lassen und dabei in den Knien nachhaltig, aber locker, mitfedern. 50 x üben.

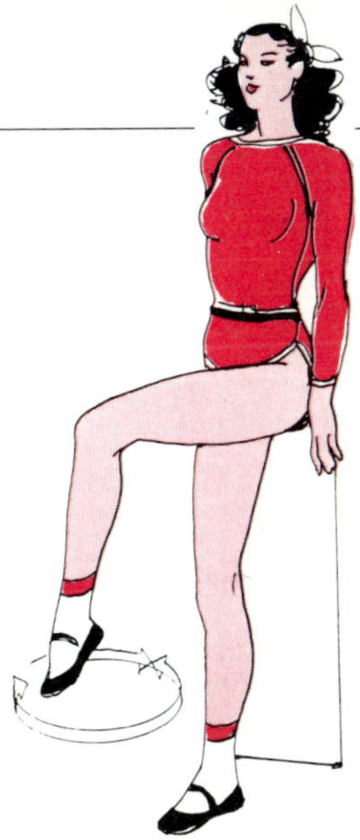

10. Lehnen Sie sich gegen eine Wand. Ein Knie anwinkeln. Den Unterschenkel erst 20 x rechts-, dann 20 x linksherum kreisen lassen. Die Fußspitze schön gerade ausstrecken. Dann mit dem anderen Bein üben.

Der Modetip

Bei dicken Beinen günstig:
● Dunkle Strümpfe und gleichfarbene Schuhe. ● Weite Röcke, die bis zu den Waden reichen. ● Günstig sind auch gerippte und längsgestreifte Strümpfe sowie ausgeschnittene Schuhe. ● Keine Schuhe mit Fesselriemen oder zu schmale Schuhe tragen.
● Die beste Rocklänge bei normal weiter Kleidung: gut kniebedeckend. ● Alle gerade geschnittenen Hosen passen gut.

Dicke Oberschenkel

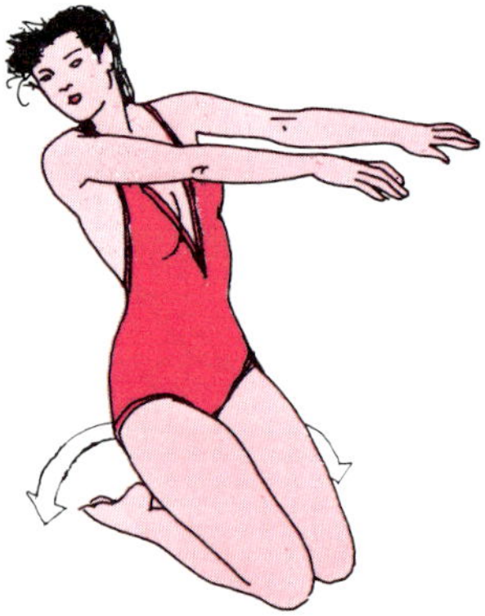

Sie brauchen sich nicht mit dikken Oberschenkeln abzufinden. Halten Sie Diät, und turnen Sie regelmäßig. Auch gegen Cellulite helfen Diät, tägliche Bürstenmassagen und diese Gymnastik.

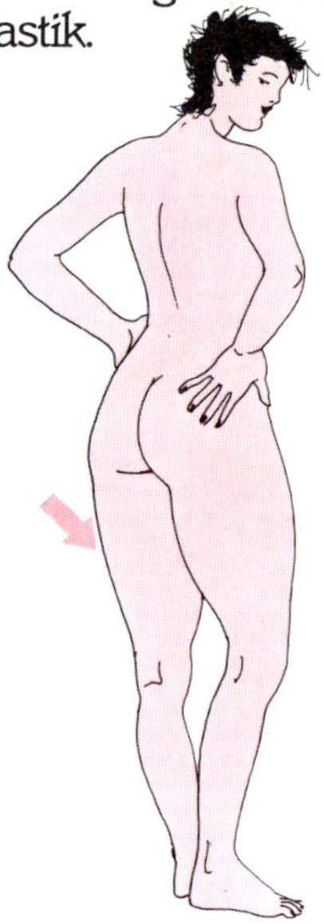

1. Legen Sie sich auf den Rücken. Die Beine nach oben heben und in der Luft radeln. Bis 50 zählen, dann erst die Beine langsam senken.

2. Knien Sie sich hin. Beide Arme nach vorn ausstrecken. Jetzt setzen Sie sich zuerst nach rechts neben die Füße. Langsam wieder auf die Knie kommen. Dann nach links setzen. Die Arme schwingen dabei immer in die entgegengesetzte Richtung. Je 10 x.

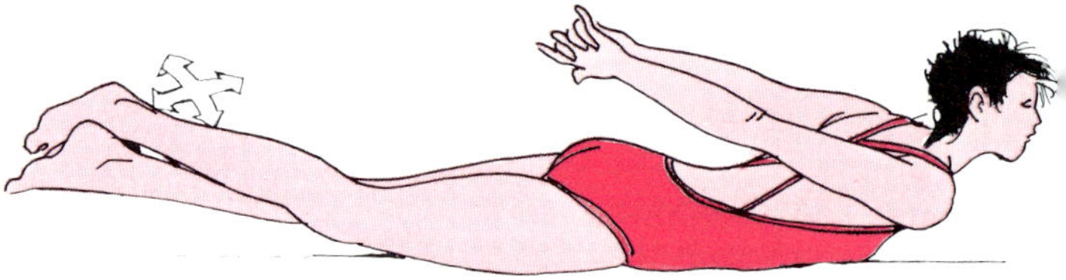

3. Legen Sie sich auf den Bauch, und falten Sie die Hände auf dem Rücken. Die Fesseln überkreuzen sich. Jetzt die Beine gestreckt heben, so hoch wie möglich – und wieder zum Boden senken. 20 x.

4. Setzen Sie sich auf den Boden, und stützen Sie sich hinten seitlich mit den Händen ab. Beine lang ausstrecken und sie dann etwa 60 Zentimeter

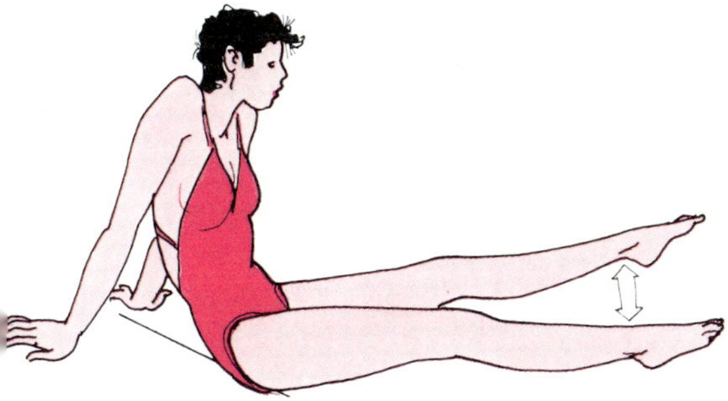

über den Boden heben. Die Beine in der Luft so weit wie möglich spreizen und zusammenschlagen. Beine schließen und wieder senken. 7 x.

5. Knien Sie sich auf den Boden. Die Beine sind geschlossen, die Arme hängen locker an den Seiten, und der Rücken ist gestreckt. Jetzt den Oberkörper weit nach hinten neigen und wieder nach vorn ziehen. Der Rücken bleibt bei der Übung kerzengerade. 6 x.

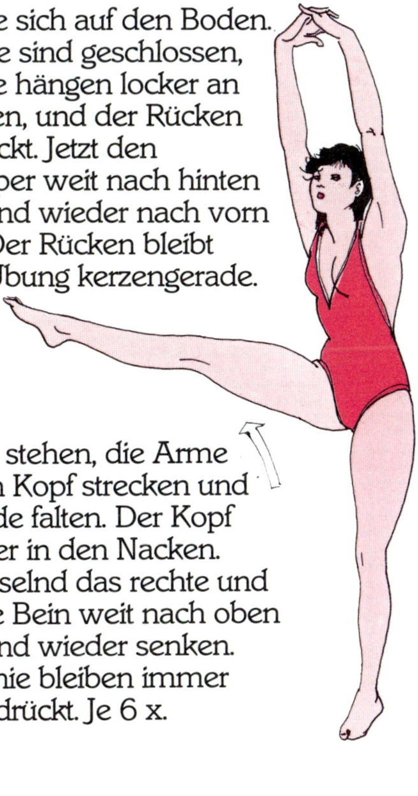

6. Aufrecht stehen, die Arme über den Kopf strecken und die Hände falten. Der Kopf fällt locker in den Nacken. Abwechselnd das rechte und das linke Bein weit nach oben heben und wieder senken. Beide Knie bleiben immer durchgedrückt. Je 6 x.

Der Modetip

Tragen Sie bei dicken Oberschenkeln ● kleingemusterte Röcke und Hosen ● dunkle Strümpfe ● Schuhe mit hohen, aber breiten Absätzen ● weitgeschnittene Hosen und ausgestellte Röcke ● helle, überhüftlange Oberteile zu dunklen langen Hosen ● keine Kniestrümpfe, keine Söckchen! Sie verkürzen optisch die Beine. ● Bei Shorts und Badeanzügen auf gerade Beinausschnitte achten. ● Miederhosen mit einem verstärkten Seitenteil können dicke Oberschenkel ausgleichend formen. Achtung: Bei der Anprobe damit hinsetzen und feststellen, ob die Hose nicht schnürt. Zwangloser sind Langbein-Miederhosen aus weichem Material.

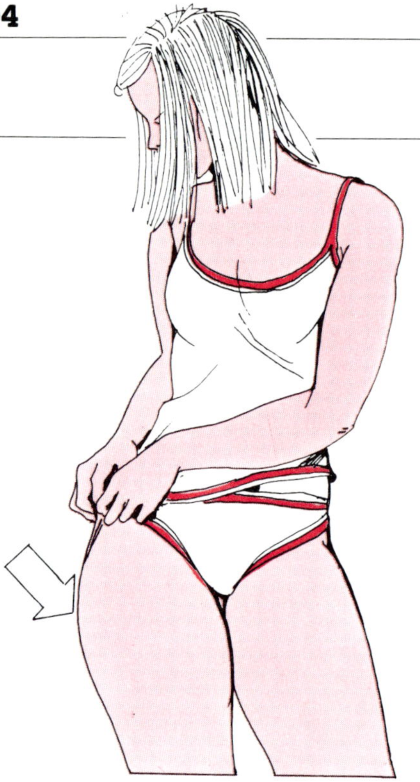

Kummer mit Reithosen-Speck?
Halb so schlimm, wenn Sie diese Tips beherzigen:

Vermeiden Sie ● enge Hosen ● Kniehosen ● enge Röcke ● Kleidung mit Hüftbetonung (Taschen, Ziernähte, zusätzliche modische Weite) ● breite, einzwängende Taillenbetonungen ● zu dicke Stoffe ● zu helle Farben für Röcke.

Günstig ● ganz hüftschmale, zum Saum hin ausgestellte Röcke ● Röcke mit Längsstreifen ● schräge Eingrifftaschen, die die Hüftpartie optisch unterteilen ● Röcke mit Faltenpartien. ● Bei schmaler Taille: leicht angekräuselte Rockweite ● schräggeschnittene Glockenröcke ● dunkle Röcke, helle Oberteile. ● Wer unbedingt Hosen tragen will, sollte nur gerade fallende Hosen mit mäßiger Beinweite anziehen.

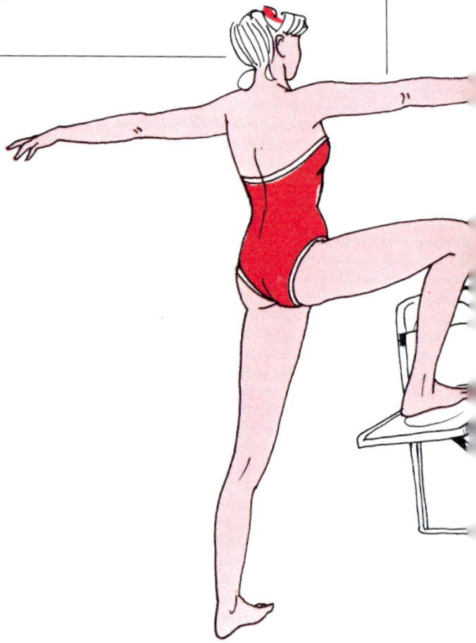

Kurze Beine

Je beweglicher Sie sind, um so weniger fällt auf, daß Sie keine langen Superbeine haben. Beweglichkeit kann man lernen. Diese Übungen machen es Ihnen leicht:

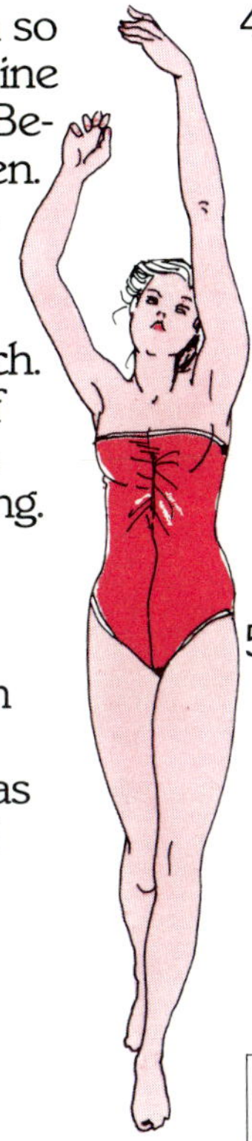

1. Recken und strecken Sie sich. Laufen Sie dabei barfuß auf den Fußspitzen mit kleinen Schritten durch die Wohnung. Höher und höher strecken, dabei bis 100 zählen.

2. Hüpfen Sie von einem Bein auf das andere. Zwischendurch mal das linke, mal das rechte Bein anwinkeln und auf einem Fuß hüpfen. Bis 50 zählen.

3. Den rechten Fuß auf einen Stuhl stellen und das Knie beugen. Das andere Bein bleibt lang ausgestreckt. Beide Arme in Schulterhöhe ausbreiten. Jetzt gleichzeitig das Standbein und das hochgestellte Bein beugen. Hochkommen und wieder beugen. Dann den linken Fuß aufsetzen. Je 15 x.

4. Halten Sie sich mit der rechten Hand an einer Stuhllehne fest, dabei ganz gerade stehen. Das linke Bein gestreckt und locker nach vorn und nach hinten pendeln lassen. Dabei darf die Fußsohle über den Boden schleifen. Das Bein immer höher und höher schwingen. Umdrehen und mit dem rechten Bein üben. Je 20 x.

5. Die Beine leicht grätschen und den Oberkörper nach unten beugen. Mit den Handflächen den Boden berühren, nachwippen und den Oberkörper wieder gerade aufrichten. Die Knie bleiben immer ganz durchgedrückt. 10 x.

Der Modetip
So wirken kurze Beine länger: durch ● Oberteile, bis zur Taille oder oberen Hüfte ● Längsstreifen ● halbweite Röcke ● schmale dunkle Hosen ● Schuhe mit halbhohen Absätzen ● Schuhe und Strümpfe im gleichen Farbton ● helle Strumpffarben ● tiefausgeschnittene Schuhe. ● Bei schlanken Beinen kurze Röcke tragen, bei molligen Beinen knapp kniebedeckend.

Gesunde und gepflegte Füße

Schritt für Schritt sind Sie auf Ihre Füße angewiesen. Deshalb ist es notwendig, sie sorgfältig zu pflegen. Außerdem macht es Spaß, schöne Füße vorzeigen zu können.

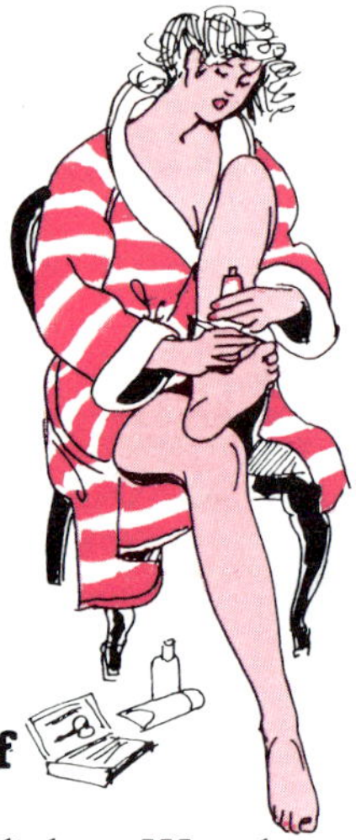

So helfen Sie Ihren Füßen auf die Beine

● Nach dem täglichen Waschen die Füße einreiben und massieren, damit die Haut glatt und weich bleibt. Einmal in der Woche ist eine gründliche Pediküre angebracht.

● Täglich frische Strümpfe tragen und öfter die Schuhe wechseln. Drückende Schuhe beim Schuhmacher weiten lassen, sonst riskieren Sie Hornhaut, Hühneraugen und bleibende Druckstellen.

● Schwitzende Füße mit Fußspray, speziellen Einlegesohlen und Fußpuder behandeln.

● Müde und schwere Füße erfrischen schnell in einem Fußbad mit medizinischen Zusätzen.

● Fußwechselbäder helfen gegen müde und kalte Füße: Zwei Eimer halbvoll mit Wasser füllen. Die Wassertemperatur im ersten Eimer soll 38 - 42 Grad, im zweiten 15 - 20 Grad betragen. Drei bis fünf Minuten lang beide Füße ins warme Wasser halten, die Zehen dabei krümmen, spreizen und strecken. Für

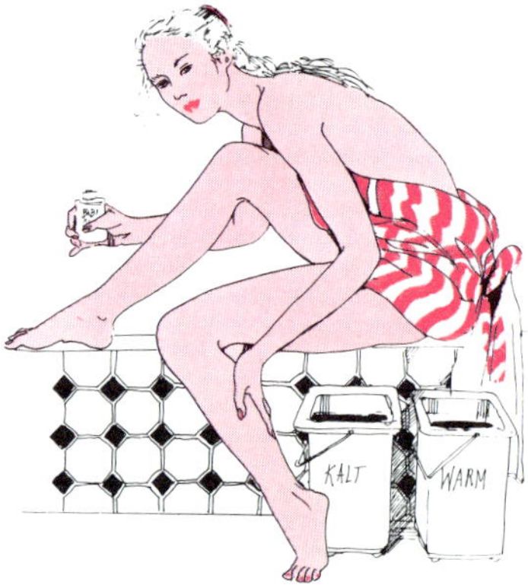

knapp 20 Sekunden die Füße ins kalte Wasser halten. Je 3 x wiederholen. Das Wechselbad immer mit kaltem Wasser beenden!

● Auf gutes Schuhzeug achten, damit das Fußgewölbe gestützt wird. Stiefel niemals den ganzen Tag über tragen. Dicke, un-

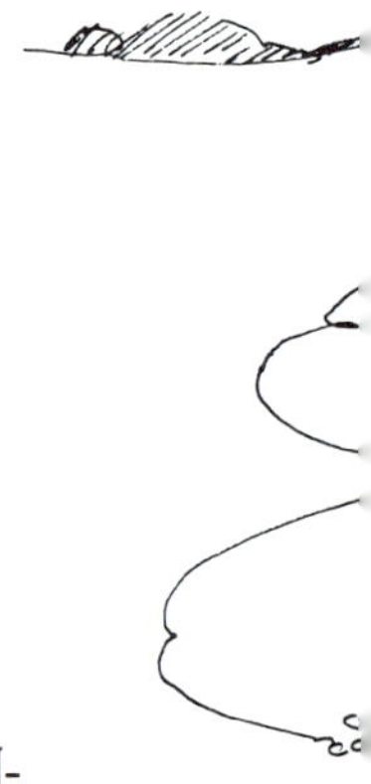

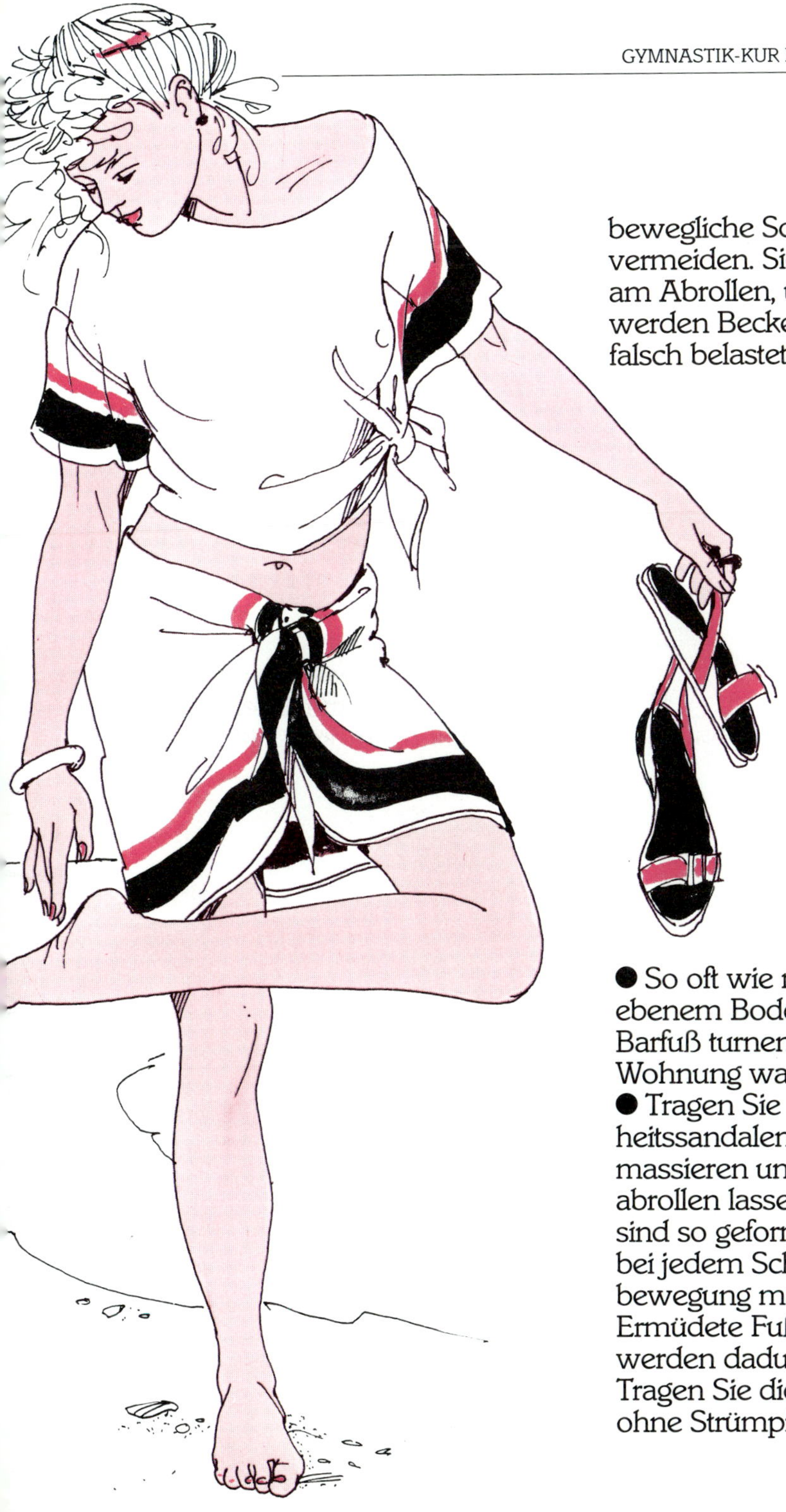

bewegliche Schuhsohlen vermeiden. Sie hindern die Füße am Abrollen, und dadurch werden Becken und Wirbelsäule falsch belastet.

- So oft wie möglich auf unebenem Boden barfuß gehen. Barfuß turnen, barfuß durch die Wohnung wandern.
- Tragen Sie öfter Gesundheitssandalen, die den Fuß massieren und ihn richtig abrollen lassen. Diese Sandalen sind so geformt, daß die Zehen bei jedem Schritt eine Greifbewegung machen müssen. Ermüdete Fuß- und Beinmuskeln werden dadurch aktiviert. Tragen Sie diese Sandalen ohne Strümpfe.

Diese Übungen tun den Füßen gut

1. Mit bloßen Füßen abwechselnd auf den Fußspitzen und auf den Fersen laufen. Zählen Sie dabei bis 100.

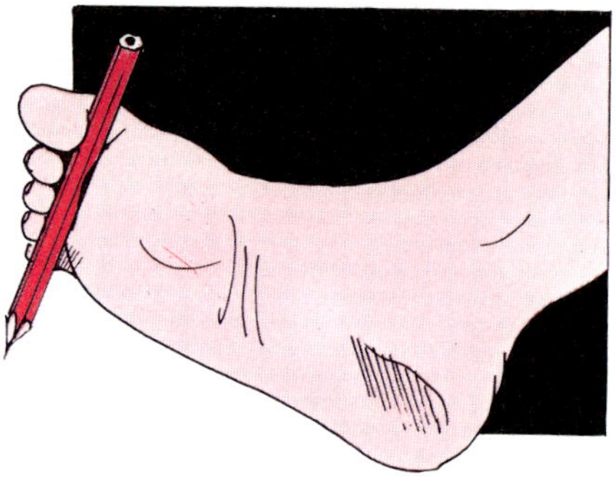

2. Mit den Zehen Greifübungen machen: Einen Bleistift, eine Schnur oder ein Tuch mit den Zehen vom Boden heben und wieder fallen lassen.

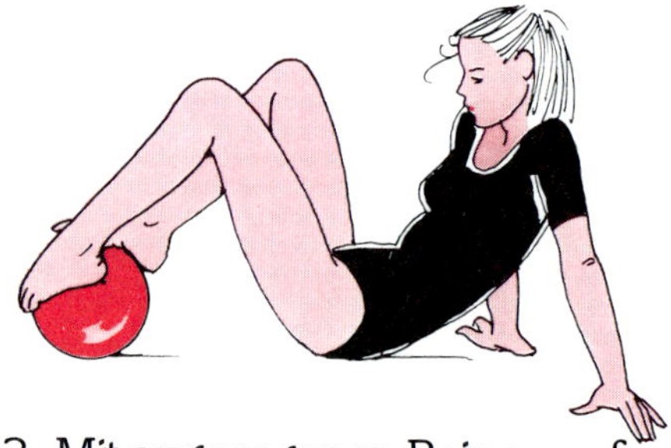

3. Mit angezogenen Beinen auf dem Boden sitzen und zwischen den Fußsohlen einen Ball oder eine Plastikflasche hin- und herrollen. Bis 50 zählen.

4. Ausgestreckt liegen. Die Beine etwas anheben und die Füße aus dem Gelenk heraus nach rechts und nach links kreisen lassen. Schöne runde Kreise beschreiben. Je 15 x. Dann die Füße leicht massieren.

5. Im Liegen die Beine rechtwinklig anheben. Mal die Fußspitzen, mal die Fersen strecken. Im schnellen Wechsel turnen und dabei bis 20 zählen.

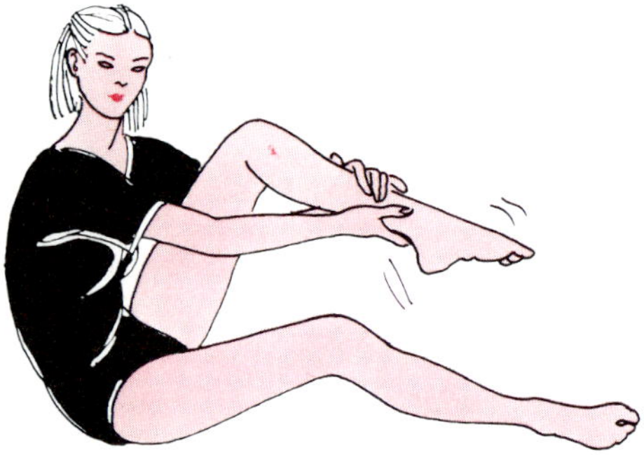

6. Im Sitzen auf dem Boden abwechselnd jedes Bein oberhalb des Knöchels fassen und jeden Fuß tüchtig durchschütteln. Füße locker und entspannt lassen.

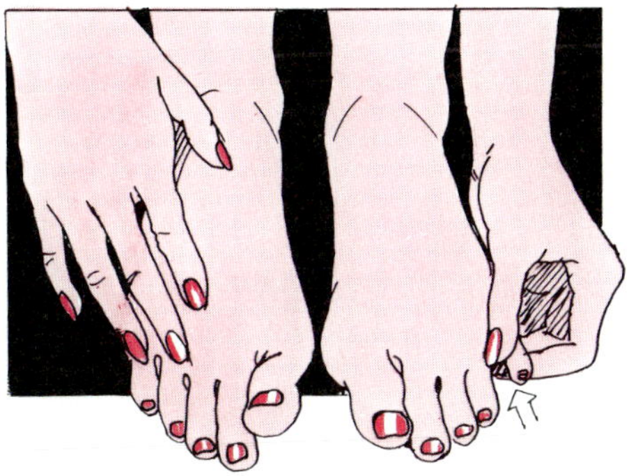

7. Jeden einzelnen Zeh mit den Fingern krümmen und strecken. Dann die Zehen spreizen und wieder schließen.

8. Beide Hände gegen eine Wand stützen, die Beine spreizen. Heben Sie sich auf die Fußspitzen. Mit der rechten und linken Ferse möglichst weite Kreise beschreiben. Dabei in den Knien locker nachgeben. Die Fußspitzen bleiben bei dieser Übung fest auf dem Boden. Je 10 x.

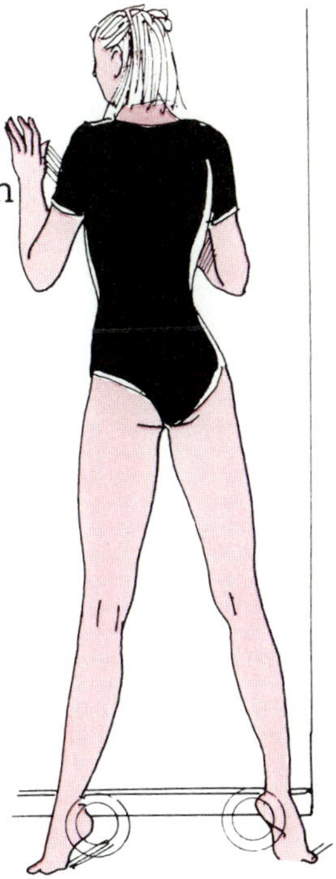

9. Im Stehen die Hände auf die Hüften stützen. Abwechselnd je ein Knie anwinkeln, mit den Fußspitzen wieder aufsetzen und den ganzen Fuß abrollen lassen. Im schnellen Wechsel. Bis 30 zählen.

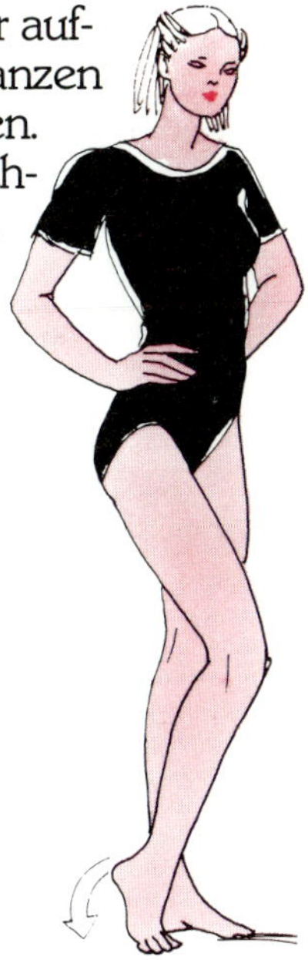

5

Vitalität und Lebensfreude durch sportliche Bewegung

Vom Laufen, Wandern, Spazierengehen, Radfahren, Schwimmen und Tanzen

Herz und Kreislauf werden durch sportliche Bewegung belastungsfähiger. Die Widerstandskraft gegen Krankheiten steigt. Sport bewirkt auch, daß Sie ausgeglichener werden und dadurch Streßsituationen besser gewachsen sind, was sich positiv auf Ihre Laune, Ihr Aussehen und Ihre Ausstrahlung auswirkt.

Einige Tips vor dem Start

● Rekorde brauchen Sie nicht zu brechen, Sie müssen auch nicht unbedingt einem Sportverein beitreten. Aber Sie sollten Ihr Sportprogramm regelmäßig durchführen, damit Sie sich selbst die Chance geben, Ihre Leistungen kontinuierlich zu steigern.

● Welche Sportart für Sie am besten ist, müssen Sie durch Ausprobieren selbst herausfinden. Hauptsache, Sie fühlen sich dabei wohl. Am wichtigsten ist: Der Sport, den Sie treiben, muß Ihnen Erfolgserlebnisse bescheren.

- Teure Sportausrüstungen sollten Sie sich erst dann zulegen, wenn Sie ganz sicher sind, daß Sie bei einer Sportart bleiben. Wenn Sie zum Beispiel Reiten, Golf oder Tennis zu Ihrem Lieblingssport machen wollen, leihen Sie sich zuerst das nötige Zubehör. Probieren Sie in Ruhe aus, ob Ihnen die Sportart auch wirklich liegt.
- Nicht nur Pläne schmieden – sondern anfangen! Tun Sie sich mit einem oder mehreren Gleichgesinnten zusammen, die auch körperliche Betätigung wollen. Gemeinsame Aktionen fallen leichter – und der Ehrgeiz wird herausgefordert. Besonders leistungsbezogene Menschen brauchen Partner zum Mitmachen, das stachelt die Aktivität an.

Laufen Sie mal wieder

Wer läuft, hat mehr vom Leben

Beim Laufen wird viel Sauerstoff aufgenommen. Das ist gut für alle Organe, besonders für das Gehirn, und es wirkt sich unter anderem positiv auf die Konzentrationsfähigkeit aus. Laufen ist ein gesunder Ausgleich für langes Stehen und Sitzen. Wer laufen will, muß gesunde Beingelenke und eine gesunde Wirbelsäule haben – und darf nicht zu viel wiegen.
Beginnen Sie Ihr Lauftraining zu Hause – auf der Stelle. Bald wird Ihnen das Zimmer zu eng, und Sie wollen raus. Laufen Sie auf einem Sportplatz ein paar Runden oder auf weichen, federnden Wegen. Nicht auf Pflaster und Asphalt zwischen Autoabgasen. Am besten sind weiche Feld-, Wald- und Wiesenböden, weil da Gelenke, Bänder und Muskulatur geschont werden.
Einen Trainingsanreiz erzielen Sie, wenn Sie etwa drei Minuten lang laufen. Vorher sollten Sie sich allerdings durch einige Gymnastikübungen aufwärmen, dann spielen die Muskeln besser mit.

Übrigens gibt es über 1000 Treffpunkte für Läufer in der Bundesrepublik, über die der Deutsche Sportbund Auskunft gibt. Die Läufer werden in unterschiedliche Leistungsgruppen eingeteilt, damit niemand überfordert wird. Laufen Sie lieber in Gesellschaft als allein, dann machen Sie doch dort mit.

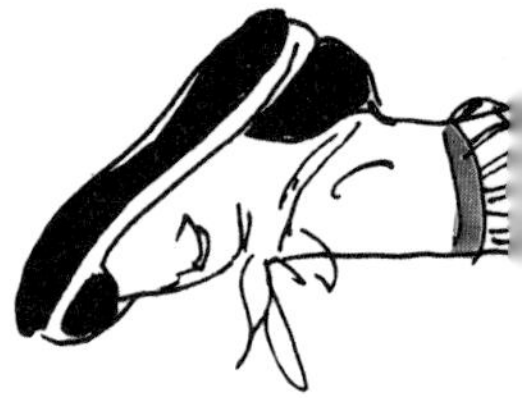

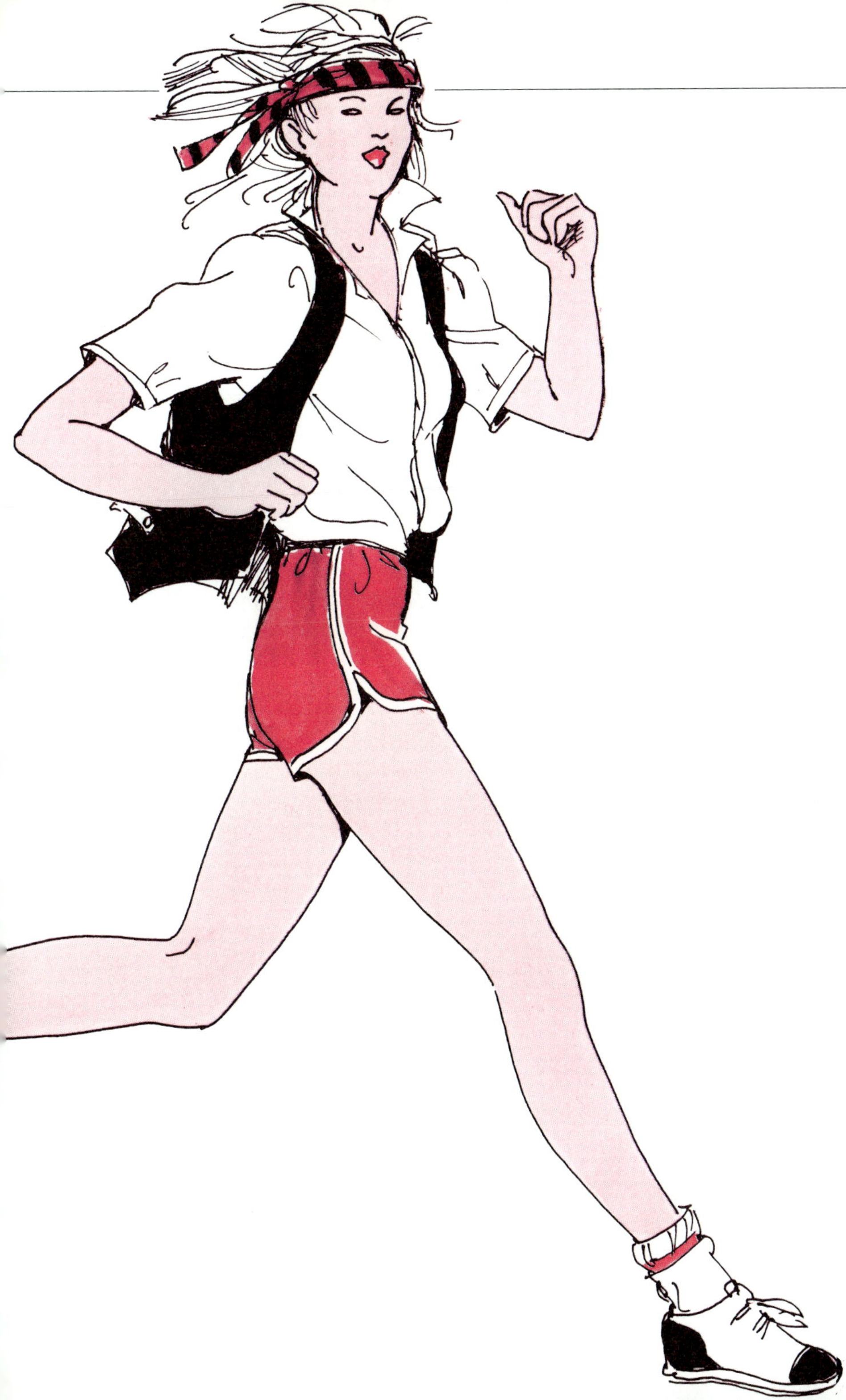

Fünf Übungen vor dem Laufen

1. Auf den Fersen durch das Zimmer gehen. Danach auf den Fußspitzen und auch mal auf den Außenkanten der Füße spazieren. Dabei bis 30 zählen.
2. Springen Sie mit geschlossenen Füßen 3 x hoch. Dann auf der Stelle hüpfend um die eigene Achse drehen: In jeder Drehstellung (rechts, hinten, links und wieder Ausgangsstellung) je 3 x hochspringen. Dabei in den Knien locker nachgeben. Danach in gleicher Weise linksherum springen.
3. Tanzen Sie Cancan: Auf der Stelle hüpfen und die Beine abwechselnd hochwerfen – einmal gestreckt, einmal mit angewinkeltem Knie. Je 5 x mit jedem Bein.
4. Setzen Sie sich auf einen Stuhl, und schnellen Sie wieder hoch. Hinsetzen und rasch wieder hochkommen. 15 x.
5. Auf den Rücken legen, die Beine heben, in der Luft weit spreizen und gegeneinander schlagen, 10 x. Dann erst die Beine senken.

So laufen Sie richtig
Anfänger laufen am besten nach der Uhr: Eine Minute laufen, eine Minute gehen, eine Minute laufen. Halten Sie dieses Programm in der ersten Woche etwa zehn bis 15 Minuten lang ein. Nur keine Rekorde aufstellen! Der Organismus muß sich erst auf die neue Aktivität umstellen. Jede Woche können Sie Ihr Training und die Laufstrecke verlängern, ohne das Tempo zu erhöhen. Fühlen Sie sich leistungsfähig genug, verkürzen Sie die Gehpausen und verlängern die Laufzeiten. Wer regelmäßig trainiert, kann nach etwa drei Monaten 40 Minuten lang laufen und gehen – und erfrischt zurückkommen.

Übrigens, gehen heißt nicht schlendern, sondern eher zügig ausschreiten.

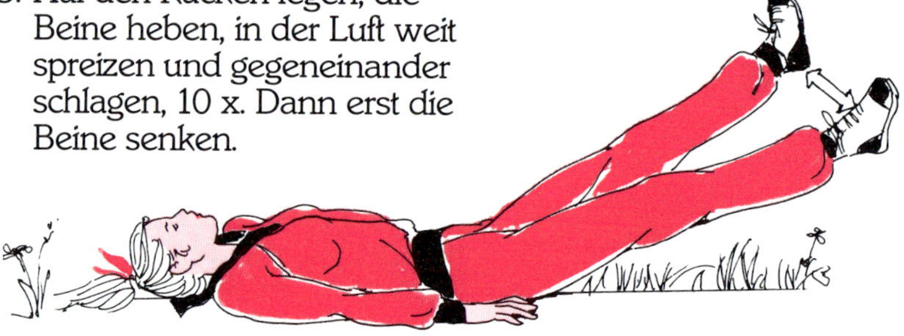

Vorsicht: Nicht mit vollem Magen trainieren. Bei Außentemperaturen über 25 Grad lieber zum Schwimmen gehen oder nur in morgendlicher oder abendlicher Kühle laufen.

Ihren Laufstil bestimmen Sie selbst

Ihre eigene gewohnte Schrittlänge ist auch beim Laufen richtig. Verlängern Sie die Spanne nicht, sonst ermüden Sie schnell und finden nicht den eigenen Rhythmus. Laufen Sie locker. Es gibt keine Kiste Gold oder einen Lorbeerkranz am Ziel zu gewinnen! Das Lauftempo sollte so sein, daß man sich noch unterhalten kann. Immer wieder darauf achten, daß sich die Hände nicht verkrampfen, daß der Nacken entspannt ist, der Kopf locker mitschwingt und der Oberkörper aufgerichtet ist. Regelmäßig und tief atmen. Achten Sie auf eine betonte Ausatmung.

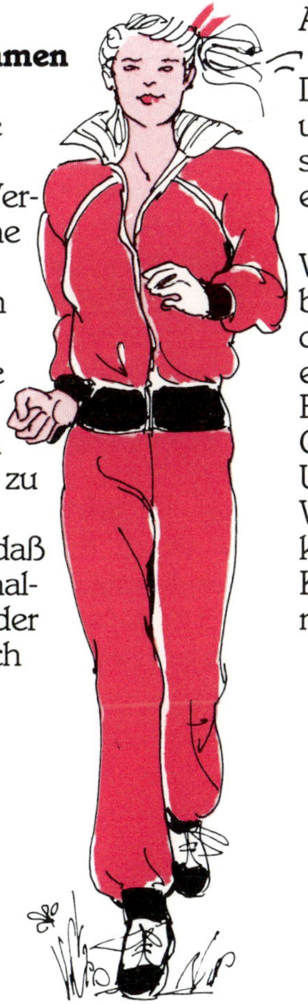

Die Kleidung muß luftdurchlässig und schweißaufsaugend sein. Sie soll locker sitzen, nichts darf einschnüren und beengen.

Wichtig sind gut passende, bequeme Trainingsschuhe, die den Füßen Halt geben. Sie sollen eine weiche, federnde Sohle, Fersenpolsterung und eine Gelenkbettung haben.
Und nun laufen Sie los! Auch bei Wind und Wetter. Auf jeden Fall kommen Sie mit einem klaren Kopf und voller Unternehmungslust wieder nach Hause.

Auf Schritt und Tritt ein seelisches Ventil

Durch Wandern wohlfühlen

Mit Wandern laufen Sie dem Alter davon. Wandern beruhigt Geist und Seele, macht Sie aufnahmebereit für die Natur, schärft die Sinne, und befreit Sie aus dem Alltagstrott. Dabei stärken Sie Herz und Kreislauf, versorgen die Lungen mit viel frischer Luft und trainieren den ganzen Körper. Das sind Gründe genug, um sich gleich eine Tour vorzunehmen, denn Wandern erlernt man nur durch Wandern.

Achtung, es geht dabei nicht um Kraftakte und Klettertouren oder Kilometerfresserei! Für den Anfänger heißt wandern sportliche Entspannung, die jeder auf seine Weise genießt.

Setzen Sie sich ein Ziel
Beginnen Sie mit einer kleinen Wanderung von ein bis zwei Stunden – und wandern Sie einem bestimmten Ziel zu. Sagen wir von Dorf Blaustein bis Dorf Grünstein oder durch Wälder, über Wiesen und Feldwege.

Bei längeren Wanderungen ist eine Wanderkarte wichtig, damit Sie sich nicht verlaufen und womöglich erschöpft irgendwo ankommen.

Wenn Sie nicht allein wandern wollen, fordern Sie Freunde oder Bekannte auf, mitzukommen. Es gibt auch viele Vereine, die alltags und am Wochenende Wandertouren veranstalten und gern neue Naturfreunde mitnehmen.

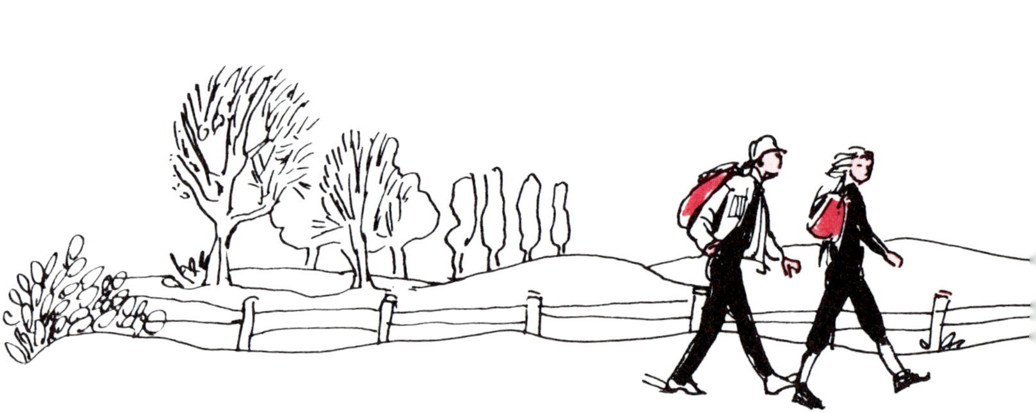

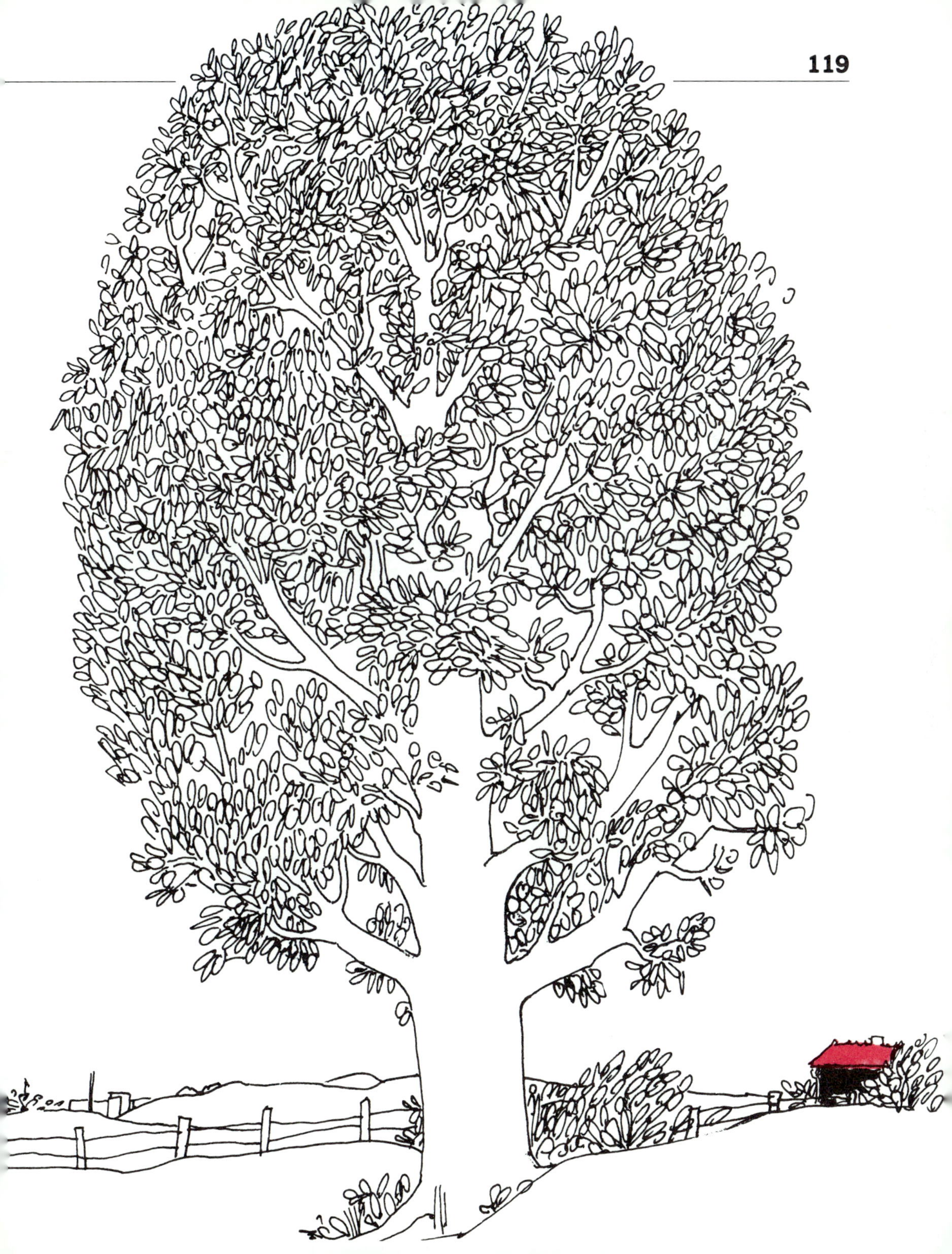

Training und Ausrüstung

Alle Lauf- und Atemübungen sind als Vorbereitung für längere Wandertouren richtig. Ebenso ausgedehnte Spaziergänge und ein täglich durchgeführtes Gymnastikprogramm, das Sie sich aus diesem Buch zusammenstellen können.

Zum Wandern müssen Sie richtig angezogen sein. Günstig sind lange, bequeme Hosen aus Naturfasern, besonders praktisch Bundhosen mit langen Kniestrümpfen. Bermudas oder Shorts schützen nicht vor Sonnenbrand, Mücken und Brennesseln. Enge Jeans behindern und scheuern leicht die Haut auf. Pullover, Blusen, Hemden (und Unterwäsche) sollten aus Baumwolle, Wolle oder Leinen sein. Diese Fasern saugen den Schweiß auf und wirken temperaturausgleichend. Achtung: Halbärmelige T-Shirts sind zwar bequem, aber sie verhindern keinen Sonnenbrand an Armen, Ausschnitt oder Nacken – und die Bräune am Körper wird scheckig. Ungünstig sind auch Rollkragenpullis (sie scheuern am Hals und stauen die Wärme) und Öljacken. Die Friesennerze schützen zwar vor Wind, aber der Körper bekommt nicht genug Luft. Man schwitzt leicht. Besser sind luftige Windjacken.

Für alle Jahreszeiten gilt: Ziehen Sie sich nie zu dünn an. Tragen Sie lieber ein Kleidungsstück mehr, das Sie ausziehen können, wenn Sie schwitzen.

Praktisch sind Umhängetaschen mit breiten Riemen, die quer über den Oberkörper getragen werden. Für längere Strecken lohnt sich ein leichter Rucksack. Einen Hut, ein Tuch oder eine leichte Wollmütze, Regenhaut, Reserve-Schnürsenkel, Pflaster, Sonnencreme, ein Insektenmittel und einen Lippenpflegestift sollten Sie immer bei sich tragen. Übrigens: Pfefferminzbonbons helfen kurzfristig über Durst hinweg.

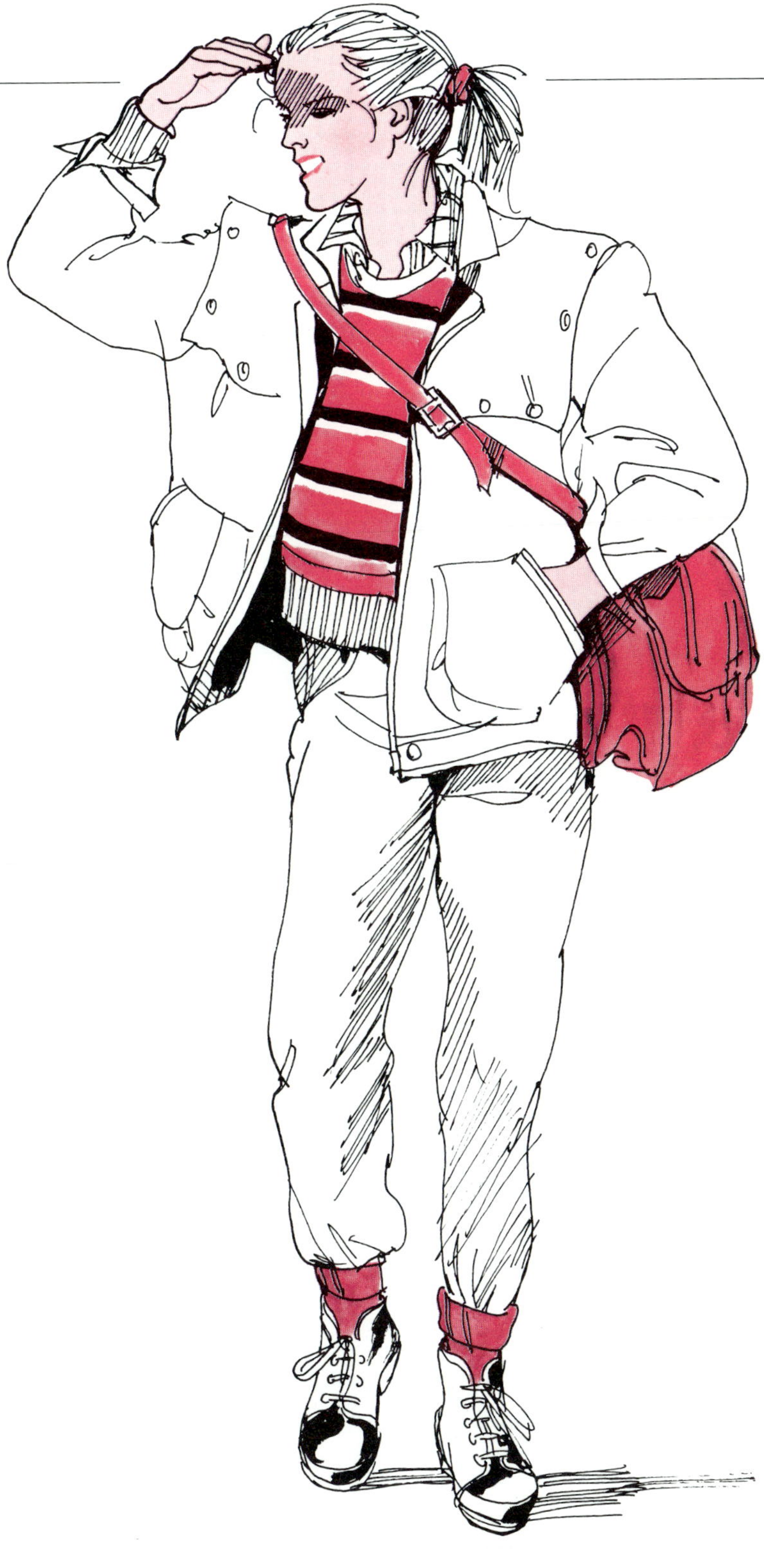

Schuhe und Strümpfe

Wanderschuhe gibt es als Halbschuhe und Stiefel. Sie müssen bequem sitzen und eine feste, biegsame, gut greifende Profilsohle haben. Beim Gehen sollen sie nachgeben und so viel Halt bieten, daß man nicht so leicht umknickt. Das Fußbett sollte möglichst genau den Fußsohlen angepaßt sein. Wanderstiefel (keine schweren Bergschuhe) haben eine gepolsterte Knöchelpartie, das Material ist fester als bei Wanderhalbschuhen, die Sohlen geben nicht so leicht nach.

Probieren Sie aus, welcher Schuh oder Stiefel Ihnen am besten paßt. Achten Sie auf die Schuhlaschen: Gepolsterte Laschen sorgen dafür, daß die Schnürung, nicht auf den Spann drückt. Neue Wanderschuhe erst einlaufen, ehe Sie größere Touren unternehmen. Keine Gummistiefel tragen, sie sind untauglich zum Wandern und fördern Schweißfüße.

Tragen Sie keine allzu dicken Wollsocken in Ihren Wanderschuhen. Sie verursachen Blasen und Druckstellen. Dicke Socken sind zwar schweißaufsaugend, sie werden aber beim Trocknen hart und scheuern die Füße wund. Praktischer sind dünne Socken aus Baumwolle oder Wolle, die bis über die Knöchel reichen sollten. Wenn Sie Strümpfe aus Synthetikfasern tragen, immer Wollsocken darüberziehen. Die Fußfeuchtigkeit wird an die Wolle weitergegeben, und die Füße bleiben trocken. Ungünstig sind zu weite Strümpfe, weil sie Falten werfen, die empfindliche Druckstellen erzeugen.

Die Wanderschaft kann beginnen

Schreiten Sie zügig aus, bummeln ermüdet. Besser ist es, zwischendurch immer mal eine Rast zu machen, als durchgehend langsam zu schlendern. Beim Wandern tief durch die Nase ein- und ausatmen. Das hilft gegen Überanstrengung und trocknet den Mund nicht aus.

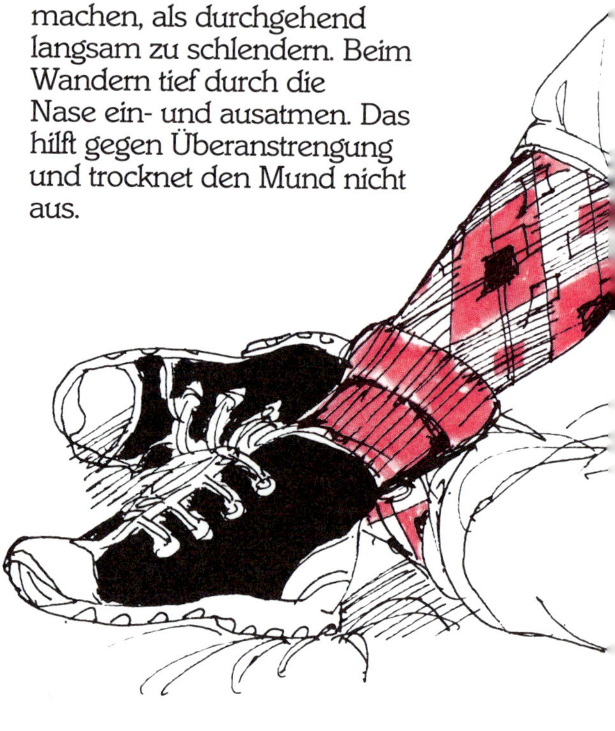

Ein Vorschlag: Wie wäre es mit einem Wanderurlaub in den nächsten Ferien, bei dem Sie 14 Tage oder länger in einer Landschaft unterwegs sind? Sie werden es erfahren: Wandern kann zum Lebenselixier werden!

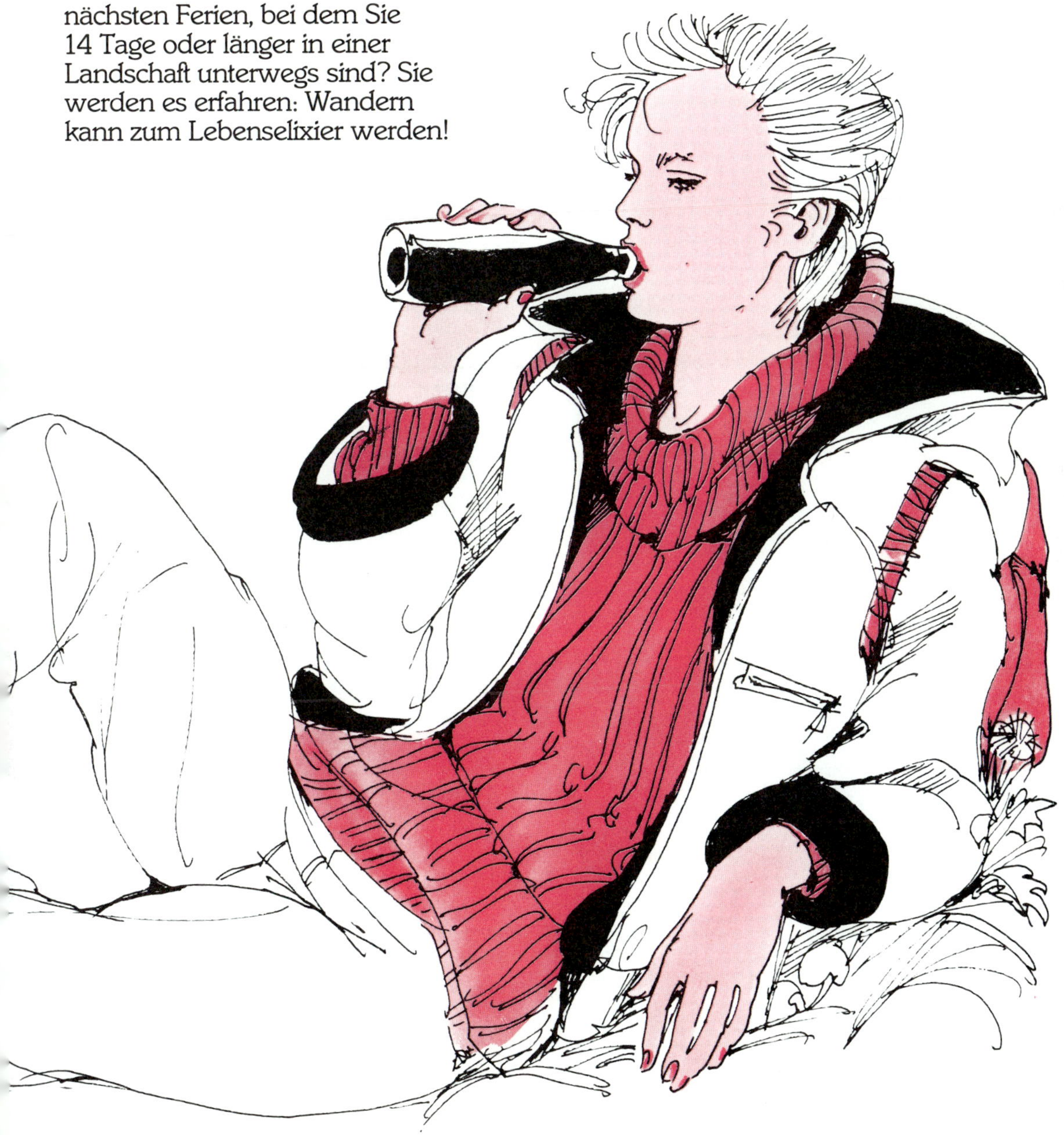

Erhöht die körperliche Leistungskraft und macht Freude

Radfahren bei Wind und Wetter

Ob Sie nun zur Arbeitsstelle radeln oder in der Freizeit Radtouren machen: Sie können sich in jedem Fall gesund strampeln! Fahren Sie am besten mit dem Rad zum Schwimmen. Diese beiden Sportarten ergänzen sich besonders gut.

Suchen Sie sich abgasfreie Strecken, fahren Sie Schleichwege, und radeln Sie auch mal über Stock und Stein. Machen Sie kleine Ausflüge in die Umgebung. An vielen Bahnhöfen vor der Stadt und in Ferienorten können Sie Fahrräder leihen und die Landschaft auf sportliche Weise entdecken.

Radfahren ist vorteilhaft für Kreislauf, Atmung und Stoffwechsel – vor allem bei Übergewichtigen. Weil das Körpergewicht vom Sattel getragen wird, läuft die Muskeltätigkeit der Beine ohne Belastung ab. Das heißt, die Bänder und Gelenke werden geschont. Radfahren ist deshalb ein guter Ausgleichssport auch für alle, die aus gesundheitlichen Gründen auf ein Lauftraining verzichten müssen. Trainiert werden durch das Radfahren: Oberschenkel, Schultern, Nacken, Beckengürtel und Armmuskulatur. Wer fleißig in die Pedale tritt, sorgt dafür, daß sein Gefäßsystem gut durchströmt wird – ade Arterienverkalkung! Übrigens, radfahren kann man ohne Bedenken bis ins hohe Alter.

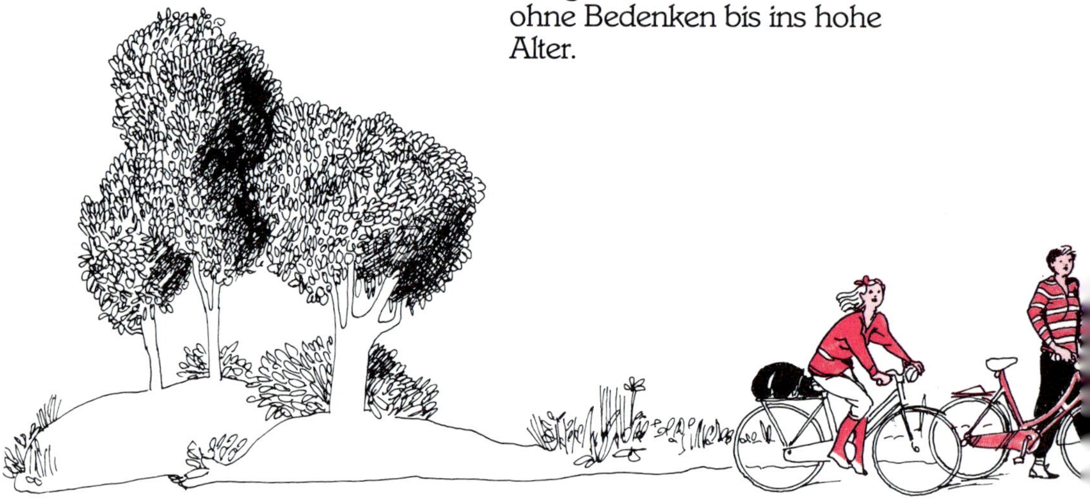

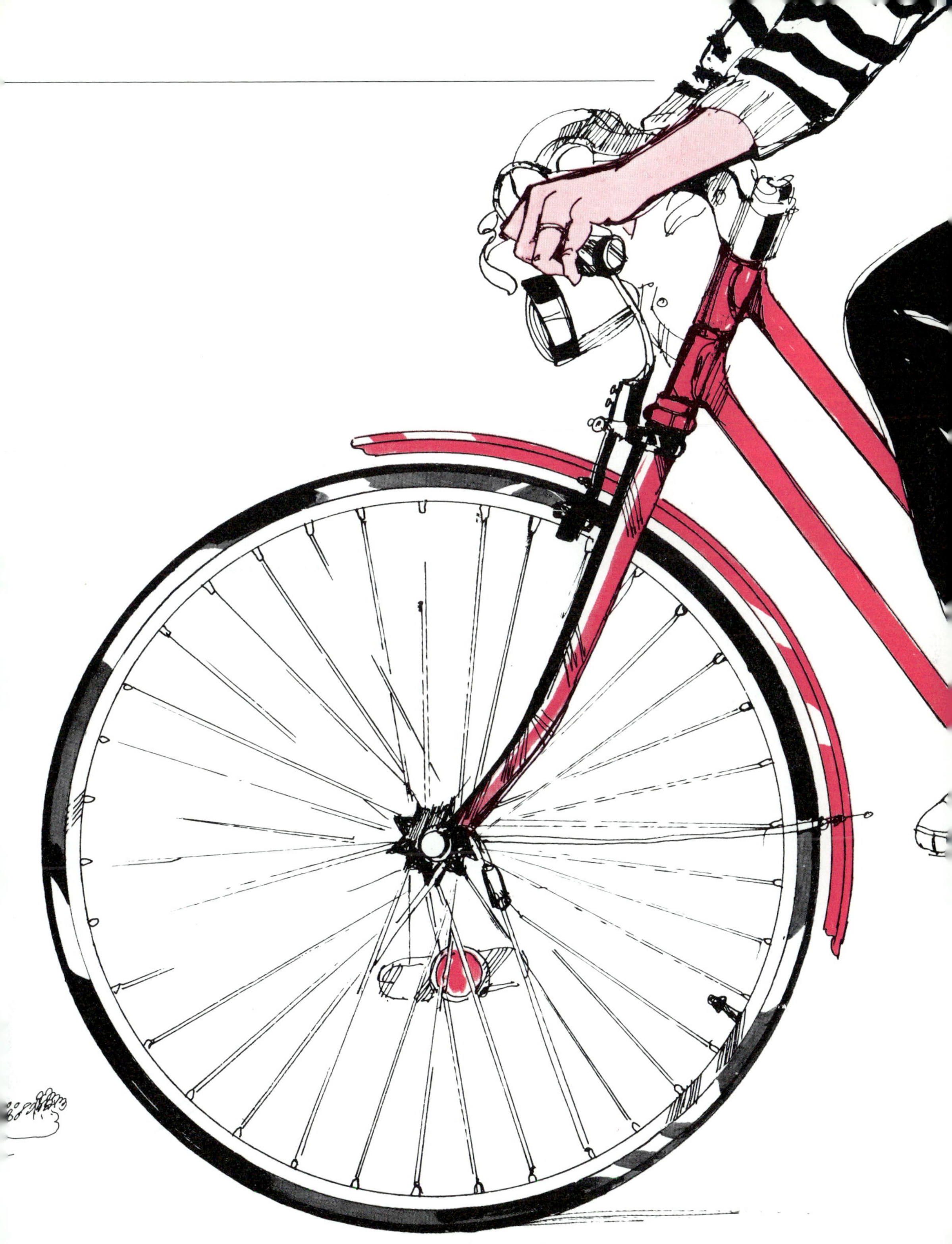

Für Anfänger und Untrainierte

Gewöhnen Sie sich ganz langsam an die neue Belastung. In der ersten und zweiten Trainingswoche sollten Sie mit einer Strecke von etwa fünf Kilometern beginnen, die Sie in einem mäßigen Tempo fahren. Schaffen Sie sich einen Kilometerzähler für das Fahrrad an; es lohnt sich, weil Sie Ihre Leistungssteigerung ablesen können. In der dritten und vierten Woche können Sie das Pensum auf zehn bis 15 Kilometer steigern. Wer dieses Programm nicht täglich einhalten kann, sollte aber regelmäßig zweimal pro Woche radeln. Überlegen Sie sich, ob Sie Ihr Radfahrpensum nicht auch mit bestimmten Besorgungen verbinden können.

In den ersten Wochen – auch wenn Sie schon 20 Kilometer ohne große Anstrengung abstrampeln können – sollten Sie

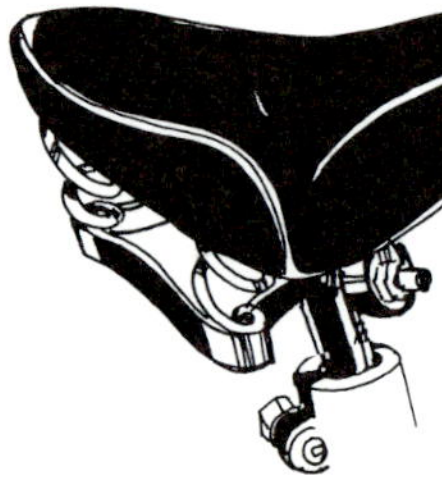

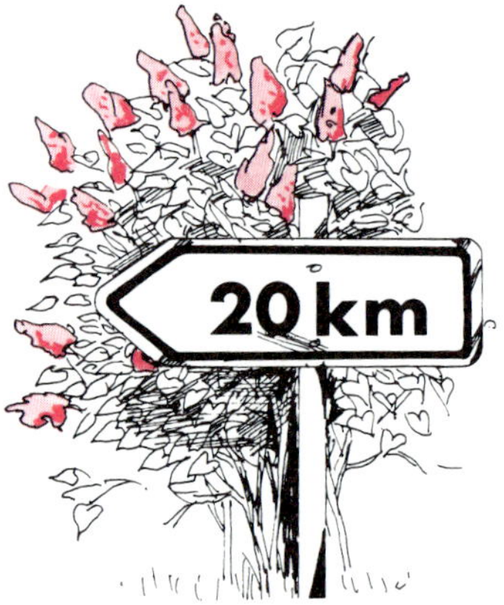

das Tempo nicht erhöhen. Erst nach etwa drei Monaten sind Sie in der richtigen Form, auch fester zu treten und schneller zu fahren. Richten Sie sich nach Ihrer Kondition und Stimmung: Keinen Rekord erringen wollen, immer nur so viel und so kräftig radeln, wie Sie Spaß dabei haben! Sind Sie ausreichend trainiert, wagen Sie mal kurze Sprints – um dann wieder in ein ruhiges Promenadengleiten überzugehen. Aufpassen beim Kurvenfahren: Das Pedal innerhalb der Kurve muß oben sein. Streift es den Boden, könnten Sie stürzen.

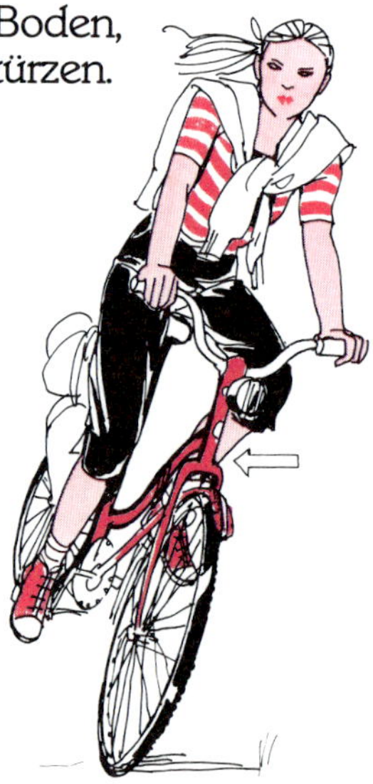

Rad-Ratschläge

Der weiche und verstellbare Sattel soll so bequem sein wie ein maßgeschneiderter Schuh. Die Probleme: Der flache Fersenabsatz muß das unterste Pedal bei leicht durchgedrücktem Bein erreichen. Getreten wird aber mit dem Fußballen.
Beim Radfahren die Beine nicht ganz durchstrecken, das Knie muß genügend Spiel haben. Spielend sollten Sie auch fahren: mal gerade sitzend, mal vorgebeugt. Variieren Sie Ihre Haltung öfter. Dadurch verhindern Sie verkrampfte Hände und eine verspannte Nacken- und Rückenpartie.
Der Fahrtwind kühlt. Deshalb kann man sich leicht erkälten oder sich einen Sonnenbrand holen, weil man die Hitze nicht spürt. Schützen Sie Dekolleté, Arme und Kopf. Und fahren Sie nicht in praller Sonnenhitze um die Mittagszeit!
Gut bewährt haben sich beim Radfahren Windjacken, lange, unten schmal geschnittene Freizeithosen und Hosenröcke aus Baumwolle oder anderem luftdurchlässigen und schweißaufsaugenden Material. Pullover und Blusen müssen lang genug sein, damit sie nicht aus Hosen und Röcken rutschen, denn die Nieren- und Rückenpartie muß immer gut geschützt sein!
Modische Jeans scheuern und reiben, sie sind deshalb für längere Strecken nicht günstig. Vorsicht auch bei wasserdichten Regen-Umhängen: Man schwitzt sehr stark darunter.
Bequeme Sportschuhe gehören zum Radfahren. Vielleicht auch Fahrrad-Handschuhe mit wattierten Handflächen: Die Hände verkrampfen sich damit nicht so leicht.

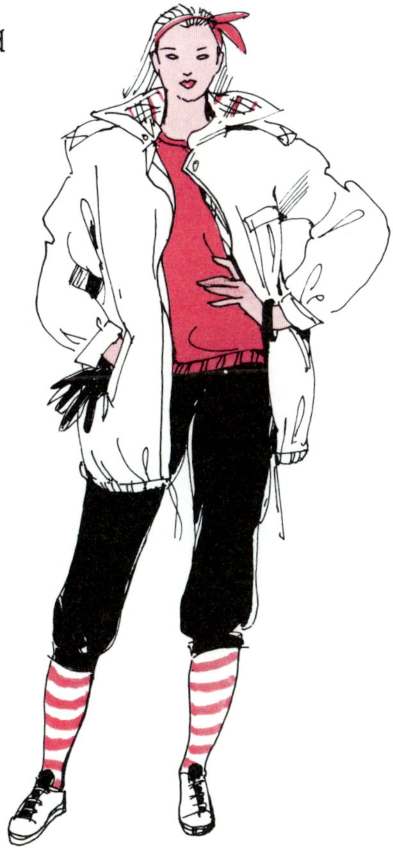

Im Meer, im See, im Frei- oder Hallenbad

Schwimmen gibt Auftrieb

Schwimmen ist eine der idealsten Sportarten zum Gesundbleiben. Weil der ganze Körper vom Wasser getragen wird, können Wirbelsäule und Gelenke, Bauchmuskeln, Arme und Beine ohne Belastung vielseitig trainiert werden. Die gesamte Durchblutung wird angeregt, der Körper abgehärtet und der Stoffwechsel beschleunigt. Außerdem: Schwimmen entspannt und gibt ein gutes Körpergefühl. Einfaches Plätschern, Wasserballspiele oder Gymnastik im Wasser machen Spaß und sind für das Wohlbefinden immer richtig. Aber wer seinen Kreislauf optimal in Schwung bringen will, sollte sich diesen Trainingsablauf vornehmen:
Ungeübte Schwimmer sollten zwei- bis dreimal in der Woche etwa fünf Minuten lang zügig schwimmen. Nach drei bis vier Wochen das Pensum bei gleichbleibendem Tempo auf zehn Minuten verlängern, wenn Sie können. Fühlen Sie sich stark genug, wechseln Sie das Tempo: schnell vorwärtsschwimmen – wie ein Sprint beim Laufen oder Radfahren – und wieder gleichmäßige, langsame Schwimmzüge machen.
Eine Faustregel für Wasserratten: Wenn Schwimmen Ihren Kreislauf tüchtig ankurbeln soll, müssen Sie täglich 500 Meter in zehn Minuten schaffen. Vergessen Sie beim Schwimmen Ihre Frisur! Wer krampfhaft seinen Kopf über Wasser hält (Giraffenschwimmen), handelt sich leicht Nacken- und Lendenverspannungen ein.
Achten Sie auf eine gleichmäßige Atmung, die genau auf die Arm- und Beinbewegungen abgestimmt ist. Beim Ausbreiten der Arme und Beine durch den Mund einatmen. Beim Ausstrecken und Vorbeugen der Arme durch Mund und Nase ausatmen.

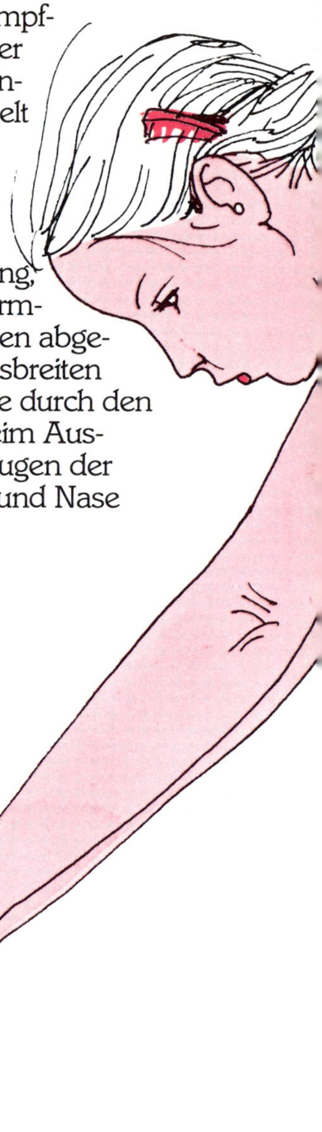

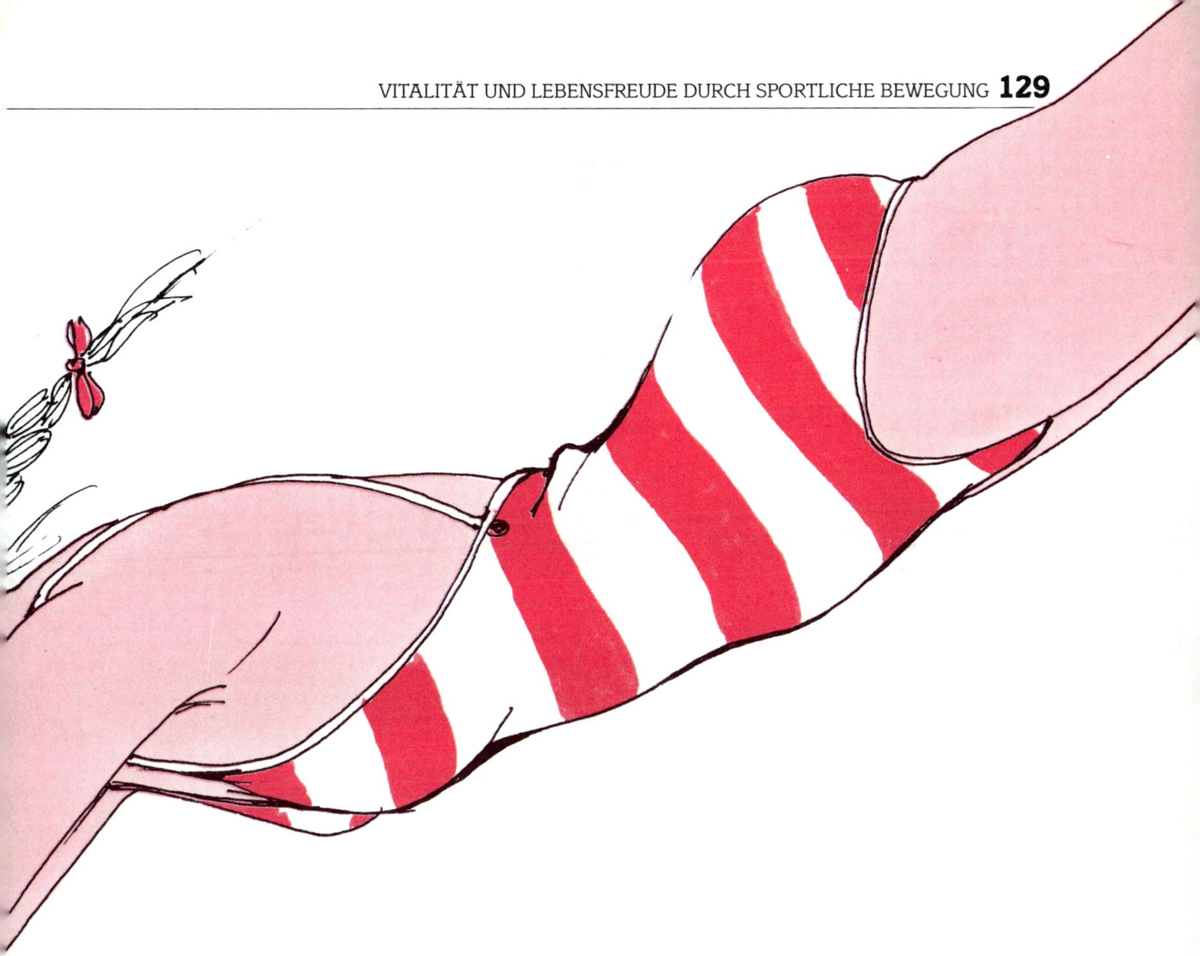

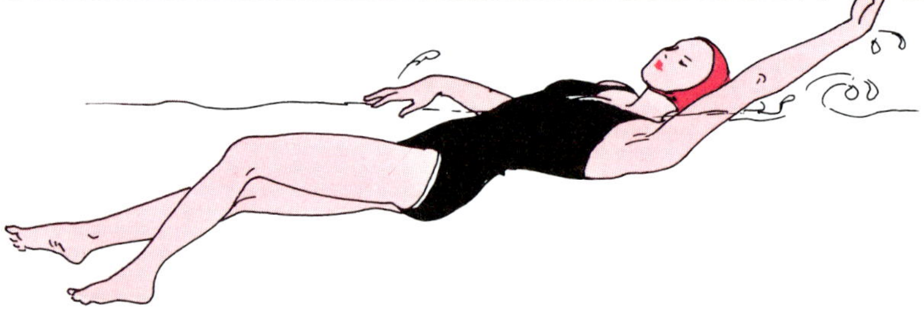

Das Rückenschwimmen

Gegen Haltungs- und Verschleißschäden an der Wirbelsäule hilft das Rückenschwimmen. Es streckt den Körper auf wohltuende Weise. Liegen Sie dabei lang ausgestreckt im Wasser, und schlagen Sie die Beine rhythmisch auf und ab. Die Arme schwingen abwechselnd so weit wie möglich über den Kopf nach hinten und kommen parallel zum Körper zurück.

Ob Brust- oder Rückenschwimmen: Es ist ganz wichtig, daß Atmung und Schwimmbewegungen harmonisch aufeinander abgestimmt sind. Bei falschem Takt kommt es zur Preßatmung, die den Pulsschlag in die Höhe treibt, ohne den Kreislauf anzuregen – und viele Meter gewinnen Sie damit auch nicht! Selbst gute Schwimmer, die das Schwimmen zu ihrem Lieblingssport erküren wollen, sollten sich durch einen Kurs bei einem Schwimmlehrer die besten Trainingstips holen.

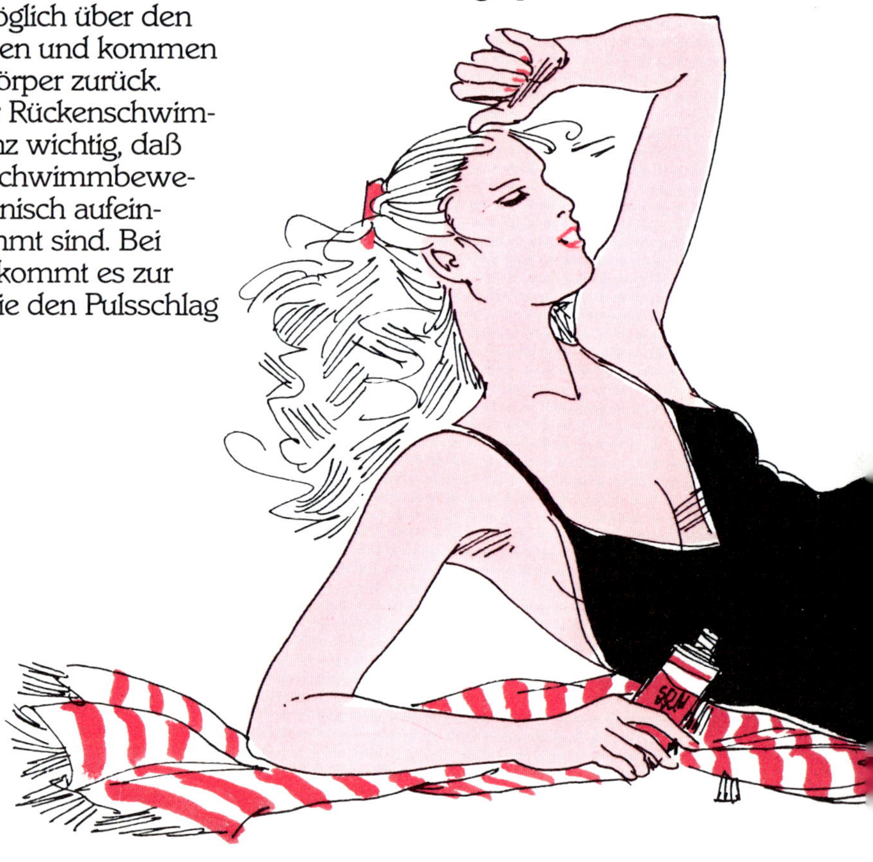

Acht Tips für Schwimmer

1. Für Brillenträger gibt es spezielle Schwimmbrillen mit auswechselbaren Scheiben und optisch korrigierten Kunststoffgläsern.
2. Empfindliche Augen schützen Sie vor Salz- oder Chlorwasser durch luftdurchlässige Schwimmbrillen. Sie sind nicht besonders hübsch, aber praktisch.
3. Tragen Sie immer eine Badekappe. Sie schützt das Haar vor Salz oder Chlor, auch wenn es etwas feucht wird. Wer viel im Meer oder in Badeanstalten schwimmt, schont die empfindlichen Haarspitzen am besten durch Einfetten mit einem Pflege-Gel.

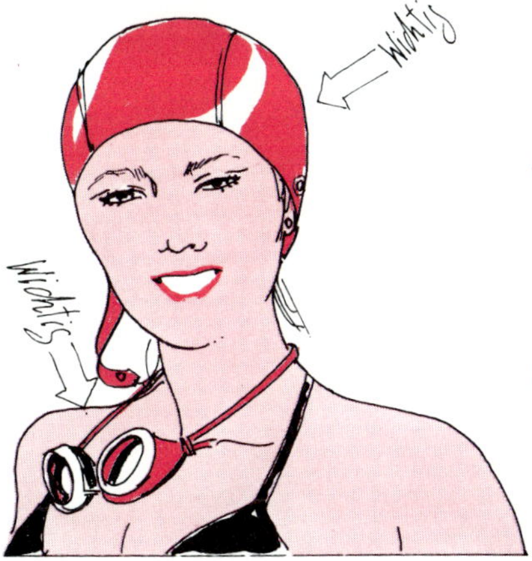

4. Spülen Sie sich nach jedem Schwimmen mit Süßwasser gründlich ab. Nur so werden Chlor- und Salzreste entfernt, die dem Haar den Glanz nehmen und der Haut Feuchtigkeit entziehen. Cremen Sie anschließend Gesicht und Körper gut ein.
5. Nicht den nassen Badeanzug am Körper lassen. Wechseln Sie das Badezeug – und frottieren Sie sich gut ab. Wassertropfen auf der Haut wirken im Freien wie Brenngläser, und es stellt sich leicht ein Sonnenbrand ein.
6. Niemals direkt nach dem Essen schwimmen.
7. Niemals erhitzt oder nach dem Sonnenbad ins kalte Wasser gehen.
8. Springen Sie niemals kopfüber in unbekannte Gewässer. Kopf- und Wirbelsäulenverletzungen können die Folge dieses Leichtsinns sein.

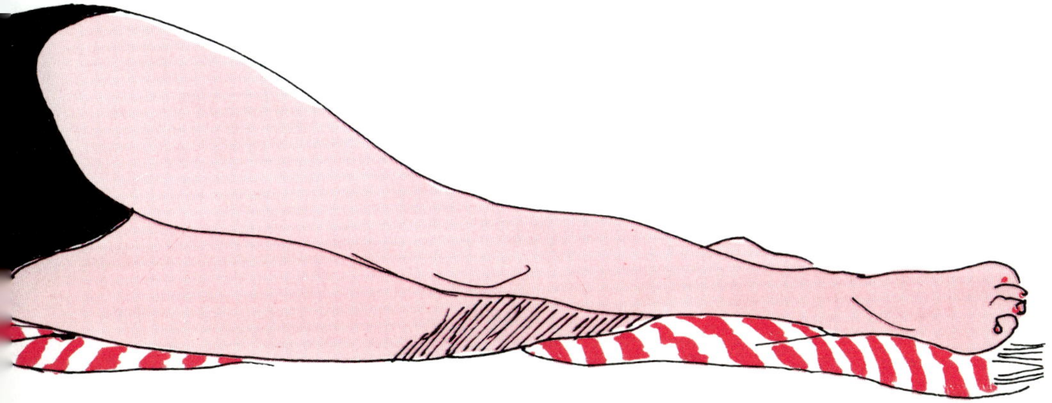

Nutzen Sie das Wasser für Ihre Gesundheit

Zum Beispiel Wassertreten

Überall, in der Badewanne, im Planschbecken, am Strand, See oder Bach, können Sie wassertreten. Stelzen Sie wie ein Storch durch seichtes Wasser. Die Knie abwechselnd hoch anheben, jedes Bein muß beim Stelzen ganz aus dem Wasser kommen. Das ist Gymnastik und Kreislauftraining zugleich. Die Beine an der Luft trocknen lassen – nicht abfrottieren –, warme Socken überziehen oder barfuß spazierengehen.

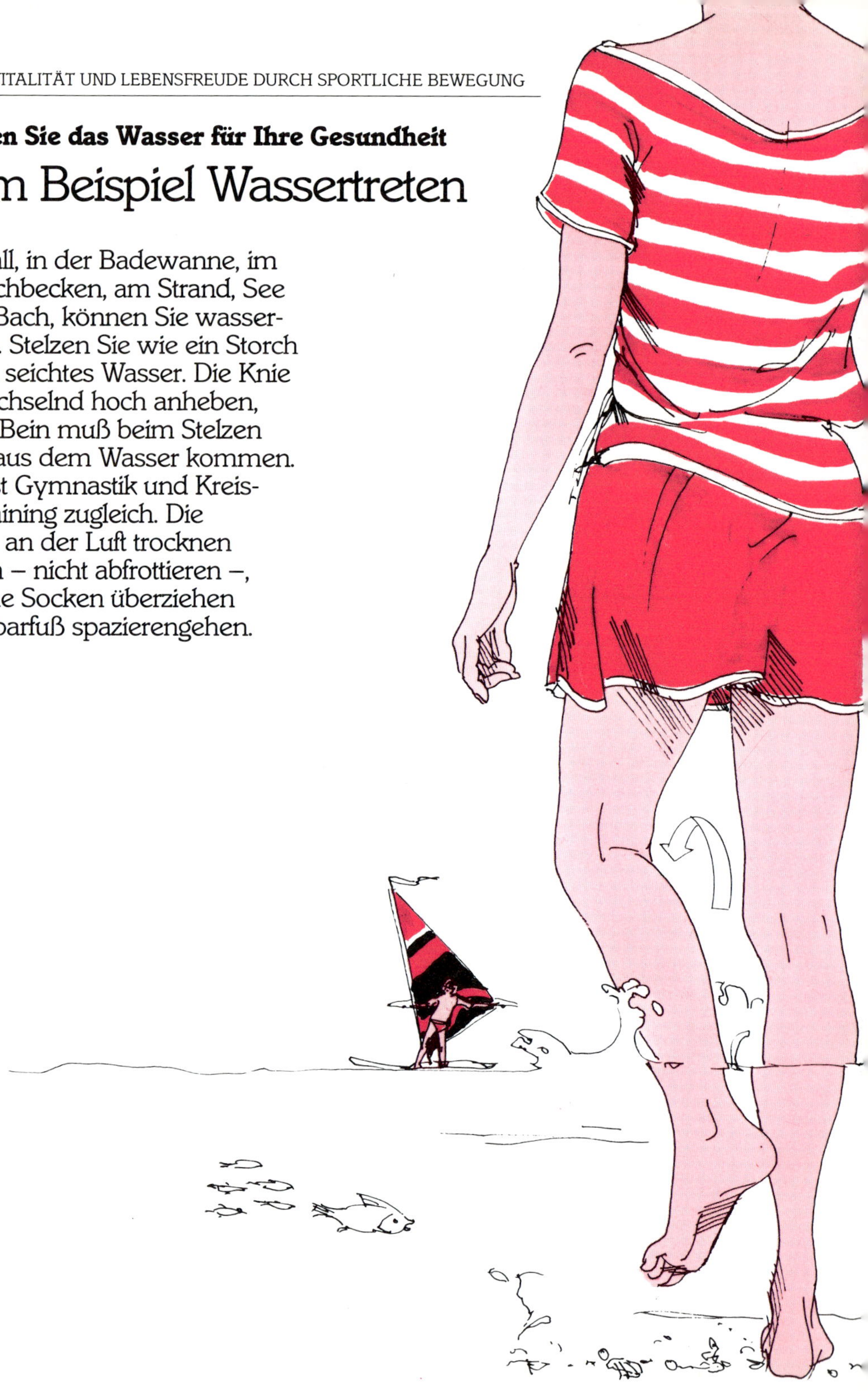

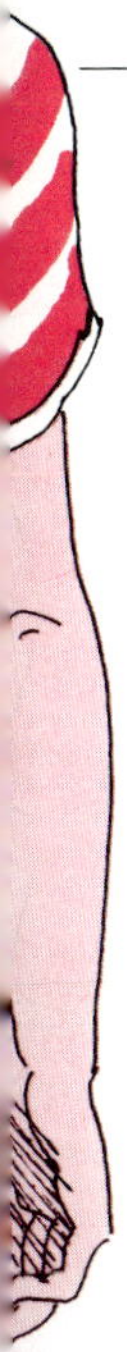

Zum Beispiel Wassergymnastik

Im Schwimmbecken ist Wassergymnastik Sport und Spaß zugleich. ● Hängen Sie sich mit beiden Händen an den Beckenrand, und fahren Sie mal rückwärts, mal vorwärts mit den Beinen im Wasser Rad. ● Mit dem Rücken am Beckenrand lehnen, die Arme ausbreiten und sich seitwärts festhalten. Nur mit den Beinen schwimmen – mal seitwärts wie beim Brustschwimmen, mal auf und ab wie beim Rückenschwimmen.

● Hüpfen Sie im taillenhohen Wasser federnd auf der Stelle. Bei jedem dritten Hüpfer aus dem Wasser schnellen, den Oberkörper und die Arme weit nach oben strecken. ● Mit der rechten Hand am Beckenrand abstützen, das linke Bein und den linken Arm 10 x heben und senken. Dann ebenso oft mit rechts üben.

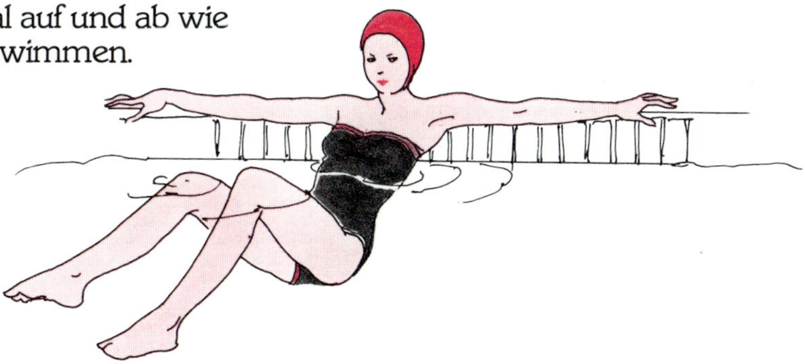

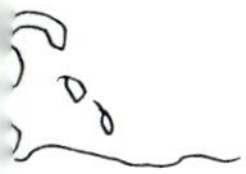

Entdecken Sie einen neuen Menschen: sich selbst

Tanzen Sie sich frei

Die Grenze zwischen Gymnastik und Tanz ist fließend. Beide Bewegungsabläufe steigern die Herz- und Kreislauftätigkeit und kräftigen die Muskeln. Tanzen fördert Beweglichkeit und Ausdauer und vermittelt die Fähigkeit, Bewegungen aufeinander abzustimmen. Das kommt tagtäglich Ihrer Körperhaltung und Gestik zugute.
Tanzen gibt Ihnen aber noch mehr: Ausgeglichenheit, ein Gefühl für Leichtigkeit und Lebensfreude. Seelische Spannungen und Verkrampfungen lösen sich leichter bei tänzerischer Gymnastik mit Musik. Entdecken Sie das Tanzen für sich, und prüfen Sie, was Ihnen am meisten liegt.

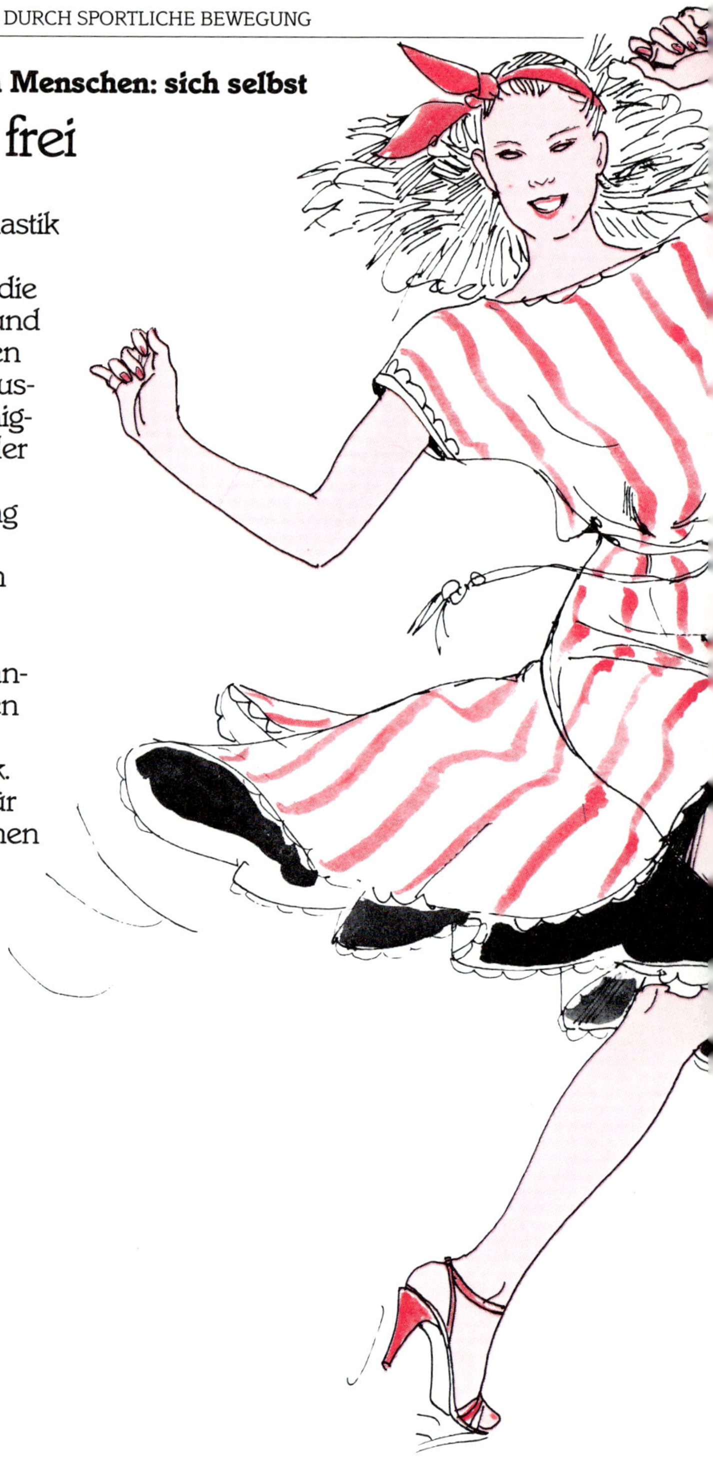

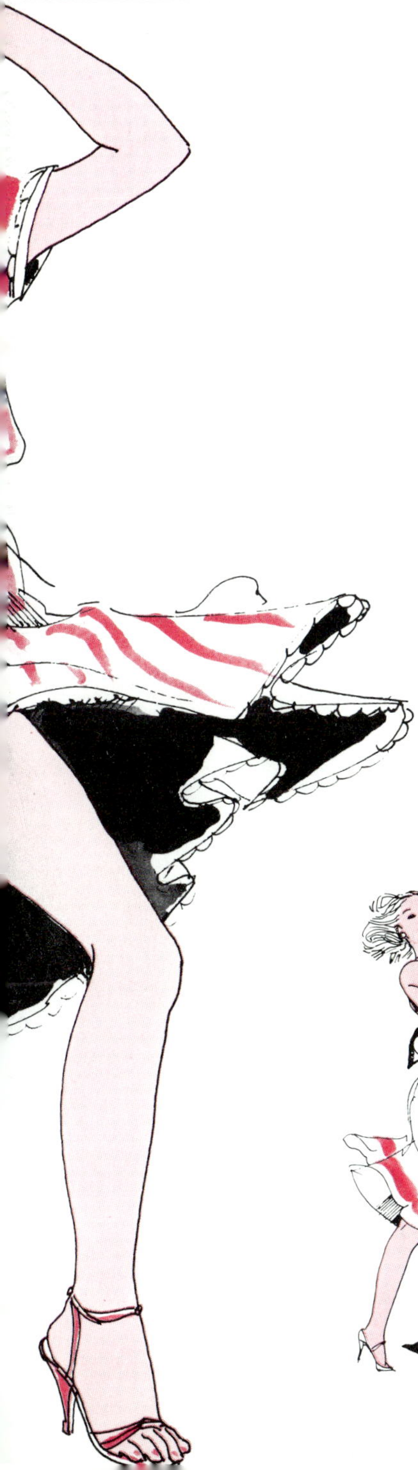

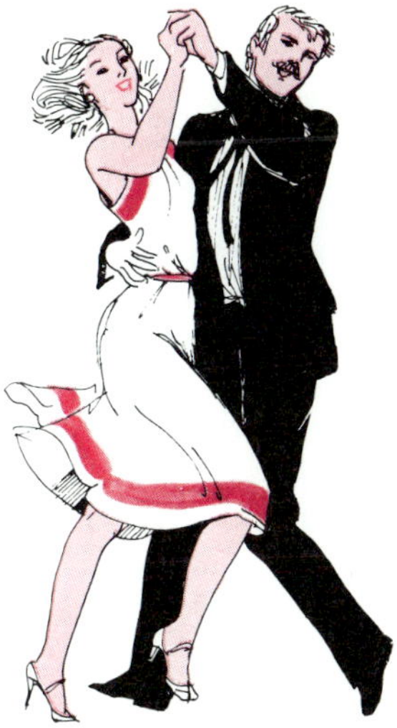

Es gibt verschiedene Möglichkeiten

- Nehmen Sie Unterricht in tänzerischer Gymnastik.
- Probieren Sie mal, ob Ihnen Jazzgymnastik gefällt.
- Suchen Sie sich eine Pädagogin (Schule), die Tanztherapie durchführt. Diese Therapie basiert auf zwei Erkenntnissen: In der psychosomatischen Medizin geht man davon aus, daß viele körperliche Funktionsstörungen seelisch (mit)bedingt sind. Beobachtungen haben bestätigt, daß jedes seelische Befinden sich in der individuellen Körpersprache ausdrückt. Der Tanztherapeut kann diese Sprache verstehen und dabei helfen, daß die Schülerin sich durch Tanz löst und frei wird.
- Tanzen als Sport mit einem Partner. Nehmen Sie Unterricht in einer klassischen Tanzschule, wo vom Tango über Boogie bis zu Formationstänzen Körper und Köpfchen gefordert und gefördert werden. Wiener Walzer und Quickstep sind wahre Sportdisziplinen!
- Square Dance oder andere Volkstänze kann man in Abendkursen lernen. Volkshochschulen bieten Kurse an – und in Kleinanzeigen der Tageszeitungen gibt es verschiedene Angebote.
- Nehmen Sie Probestunden, und entscheiden Sie sich erst danach.

Tanzen können Sie auch allein

Schaffen Sie sich zu Hause ausreichend Platz, und tanzen Sie locker und gelöst durch das Zimmer. Für den Anfang hilft rhythmische Musik, der Sie Ihre Bewegungen anpassen können. Sie spüren es rasch, daß Sie ein neues Gefühl für den Raum entdecken, den Sie mit Ihren Bewegungen ausfüllen. Beim freien Tanzen entstehen verschiedene Bewegungsabläufe mit vielen unterschiedlichen Kombinationen, die Sie ohne Nachdenken vollziehen. Lassen Sie sich beim Tanzen gehen, Sie sollen gefühlsmäßig von der Musik und Ihren Bewegungen umfangen und eingekreist werden.

Stellen Sie sich kleine Aufgaben, die Sie tänzerisch gestalten: Sympathie, Herzlichkeit, Wut, Leidenschaft lassen sich von der Stirn bis zu den Füßen gut ausdrücken, auch die Mimik des Gesichts tanzt mit. Spielen Sie im Tanz zum Beispiel einen Clown oder eine Eisläuferin, eine Katze oder eine berühmte Tänzerin.

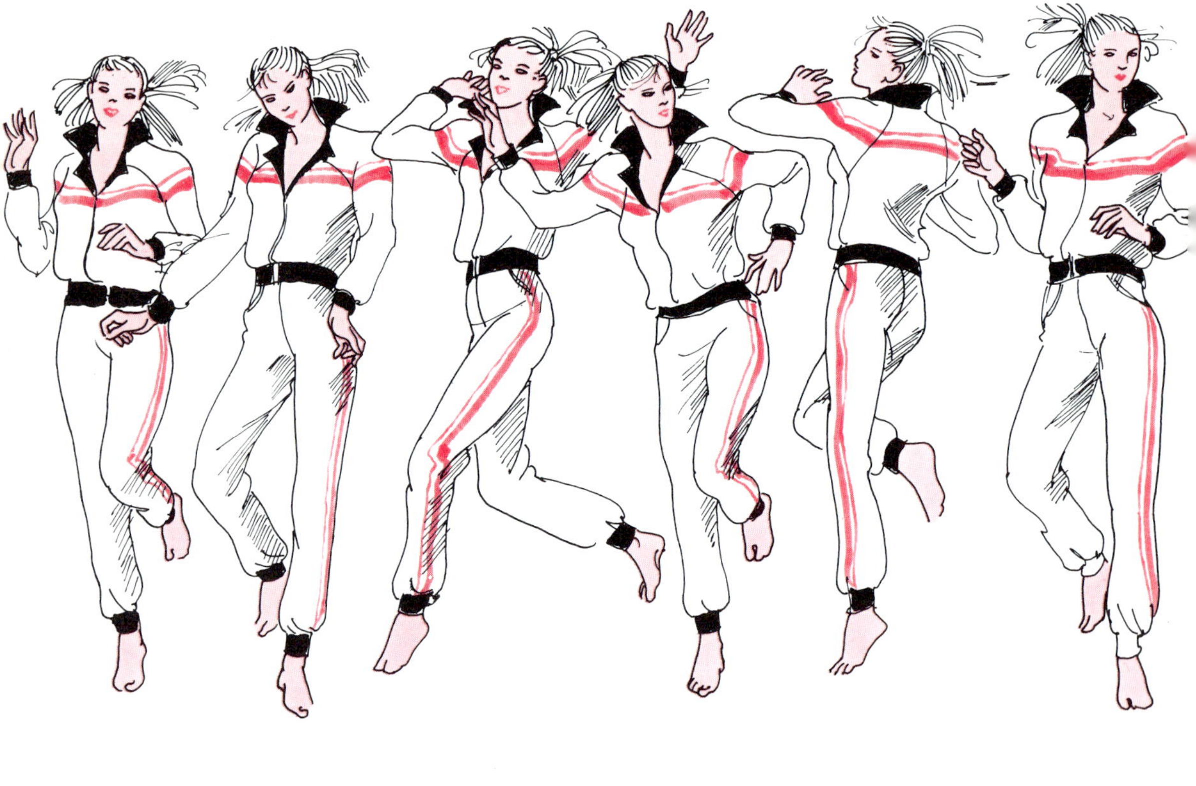

Mit Armen und Beinen können Sie das ganze Alphabet oder Zahlenkombinationen beschreiben. Vollziehen Sie tänzerisch einen schwierigen oder guten Tag nach. Sie können wie Rumpelstilzchen toben – und dabei Streß abbauen – oder ein Menuett versuchen – und dabei gelassen und heiter werden. Klassische Musik ist gut geeignet, um danach phantasievoll eine ausgedachte Geschichte tänzerisch zu gestalten.

Ein guter Tip: „Bilder einer Ausstellung" von Mussorgski nachtanzen und sich von der Musik leiten lassen.
Gerade durch freien Tanz finden Sie Ihre eigene Körperlichkeit – und werden innerlich und äußerlich gelassener und gelöster.
Wer Tanz als Sport einsetzen will, sollte täglich mindestens fünf Minuten lang ohne Pause tanzen. Und bei jeder Party alle Leute zum Tanzen oder zu Tanzspielen verleiten.

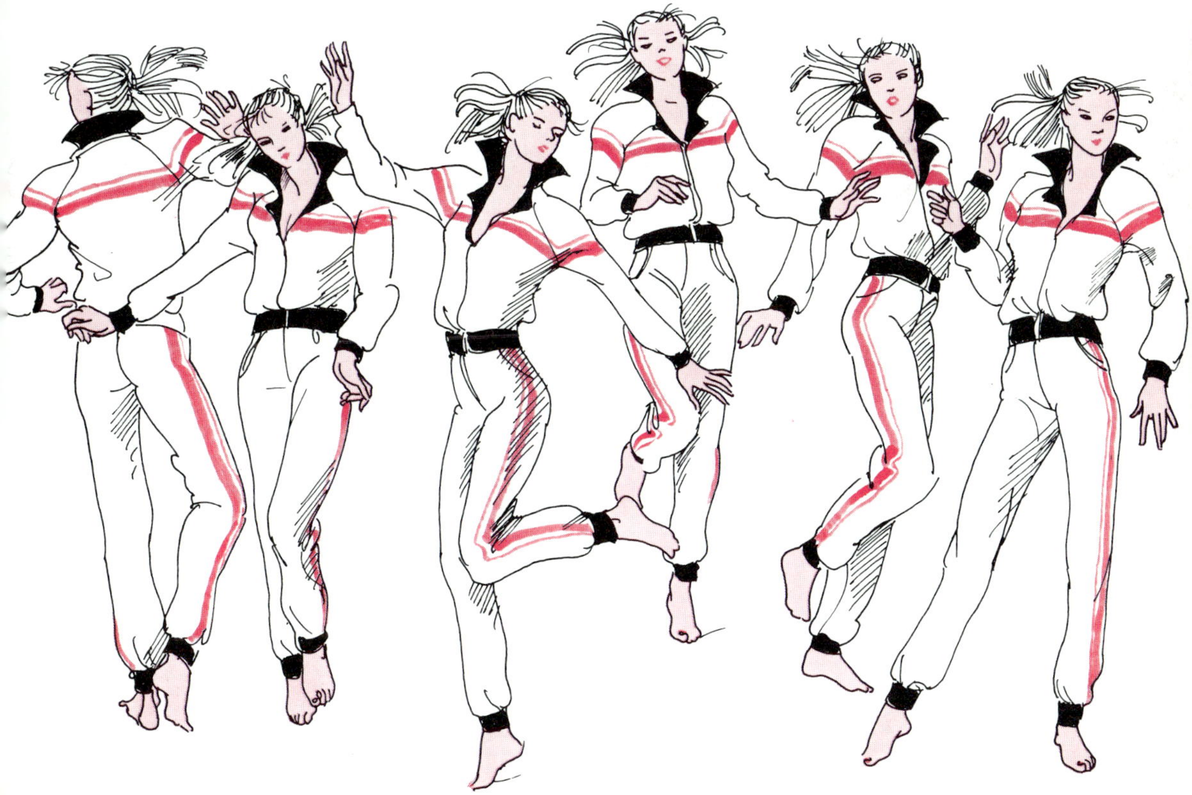

Einmal täglich raus aus dem Haus

Auch Spazierengehen ist Sport

Vergessen Sie das Auto, den Bus, die Bahn – gehen Sie lieber zu Fuß. Erkunden Sie beim Spazierengehen die nähere Umgebung. Sie entdecken vieles, was Sie bisher nicht wahrgenommen haben. Flache, bequeme Schuhe und wettergemäße Kleidung sind alles, was Sie brauchen. Achtung: nicht schlendern, sondern zügig gehen und dabei die Füße richtig abrollen. Tief ein- und ausatmen und ganz bewußt die Außenwelt in sich aufnehmen. Das Spaziergeh-Pensum je nach Laune steigern.

Überlisten Sie sich am Anfang selbst: Lassen Sie sich von Bekannten im Auto mitnehmen und unterwegs aussetzen. Dann sind Sie gezwungen, den Weg nach Haus zu Fuß zurückzulegen.

Vom Spazierengehen können Sie einiges erwarten: Sie schlafen besser, stärken die Muskeln, werden wacher für die Umwelt, und Sie fühlen sich rundherum wohler.

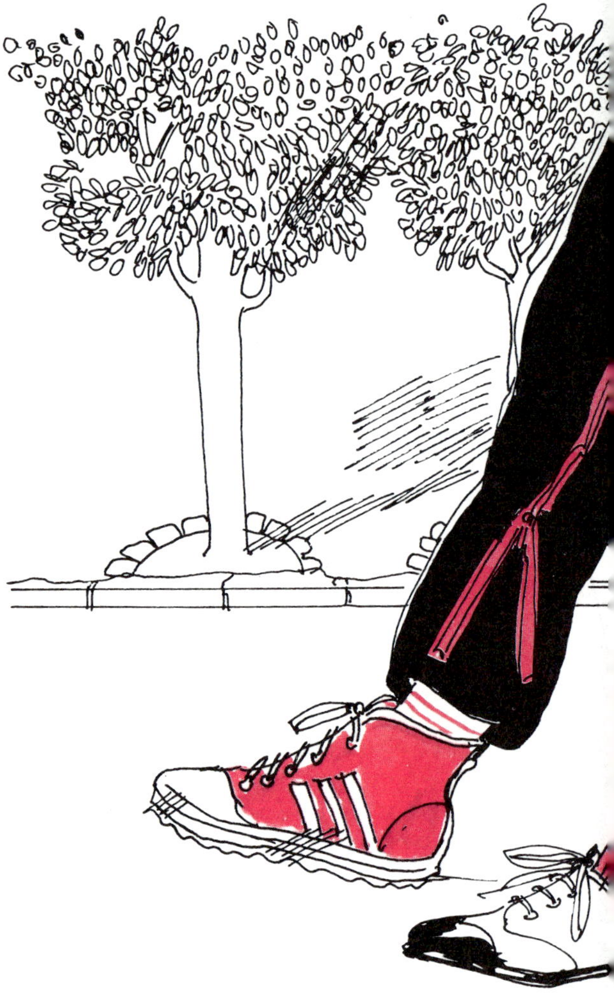

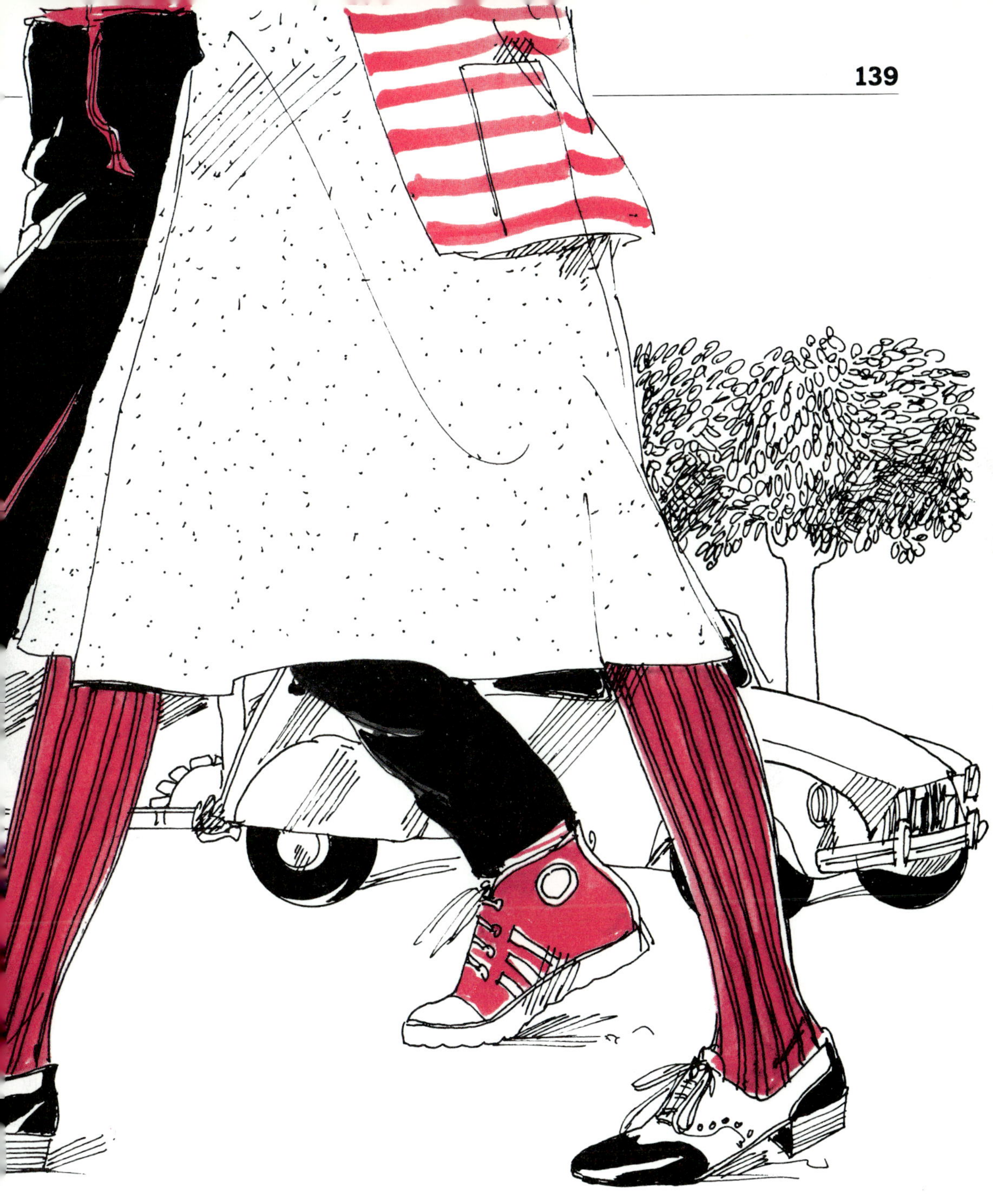

6

Die richtige Balance zwischen Sitzen und Stehen

Für einen gesunden Ausgleich

Wer viel sitzt, braucht viel Bewegung

Langes Sitzen belastet den Körper. Vor allem das Becken, die Wirbelsäule und die Muskeln werden dadurch mehr beansprucht als zum Beispiel durch langes Stehen. Und wie lange sitzt man durchschnittlich – im Auto, in der Bahn, am Arbeitsplatz – und abends wieder vor dem Fernseher.

Grundsätzlich gilt: Leute mit Sitzberufen sollten häufiger und intensiver turnen als Menschen, die viel auf den Beinen sind. Vergessen Sie den Lift. Steigen Sie Treppen, und nutzen Sie jede Gelegenheit, sich zu bewegen! Machen Sie öfter eine Pause, und recken und strecken Sie sich ausgiebig. Dehnen Sie sich im Sitzen und Stehen aus der Hüfte heraus nach rechts und links – das macht Sie frischer als jede Tasse Kaffee oder Tee.

Wer viel auf den Beinen ist oder lange Zeit sitzen muß, braucht einen gesunden Ausgleich, damit die jeweils untrainierten Muskeln etwas zu tun bekommen. Einseitige Belastung stört den Körperrhythmus.

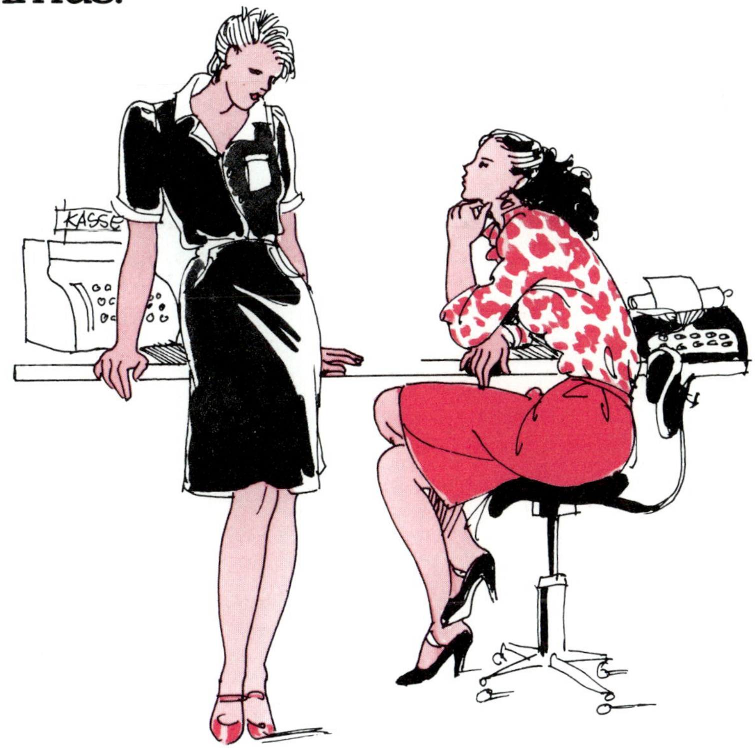

Unsichtbare Entspannung für den Arbeitsplatz

Isometrische Übungen (das sind Muskelanspannungen) sind eine gute und unsichtbare Methode, auch am Arbeitsplatz etwas für sich zu tun.

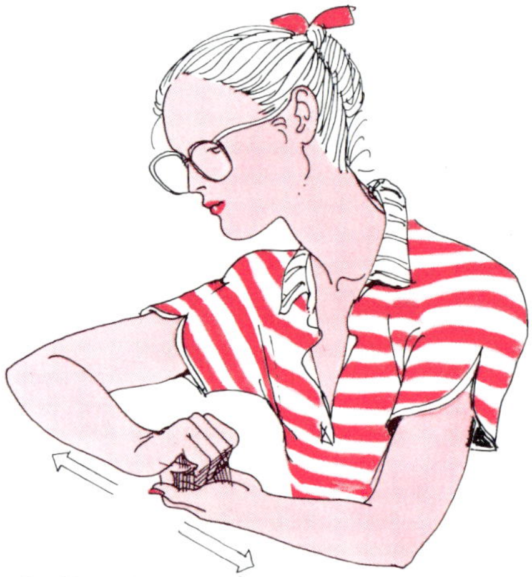

1. Die Beine beim Sitzen lang ausstrecken, einen Fuß über den anderen legen und versuchen, die Beine auseinanderzubringen, ohne es aber wirklich zu tun (gut für die Hüften).

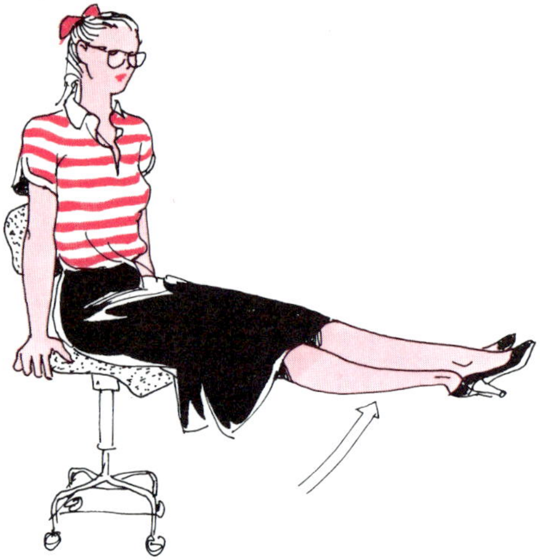

2. Die Finger beider Hände ineinanderhaken und die Arme mit aller Kraft nach außen ziehen, als wollten Sie die Finger voneinander losreißen (gut für den Schultergürtel und die Oberarme).

3. Ziehen Sie öfter den Bauch ein, bis Sie glauben, er berührt die Wirbelsäule, und lassen Sie ihn dann wieder vorschnellen (gut für die Bauchmuskeln).

Bei allen drei Übungen bis sechs zählen. Dann loslassen und entspannen. Regelmäßiges isometrisches Training stärkt die Muskulatur und verhindert Haltungsfehler und Ermüdungserscheinungen.

Zehn Lockerungsübungen für zu Hause

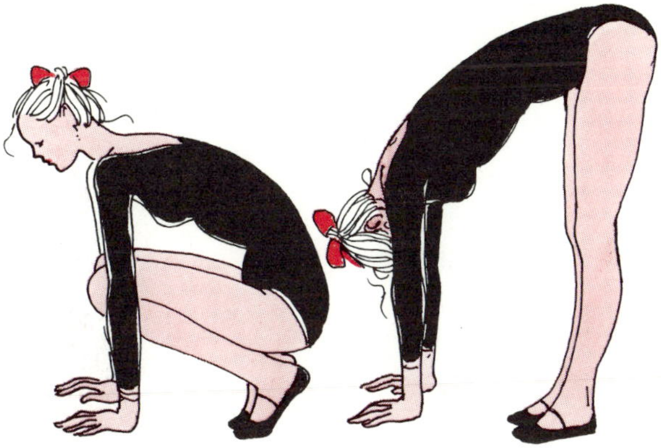

1. Gehen Sie in die Hocke, und stützen Sie sich mit beiden Handflächen vor dem Körper ab. Einen runden Katzenbuckel machen, den Kopf senken. Richten Sie sich langsam auf, ohne die Hände vom Boden zu nehmen. Die Beine durchdrücken. (Am Anfang fällt es schwer, die Handflächen am Boden zu lassen. Stützen Sie sich zuerst auf die Fingerspitzen, bis Sie genügend Training haben.) Jetzt wieder in die Hocke gehen. 5 x.

2. In die Hocke gehen. Stützen Sie sich mit beiden Handflächen vor dem Körper ab. Richten Sie sich langsam in den Beinen auf, die Handflächen bleiben am Boden. Strecken Sie zuerst das linke Bein weit nach hinten hoch, bis fünf zählen, und das Bein wieder senken. Zurück in die Hocke gehen, wieder hochkommen und mit dem rechten Bein üben. Je 3 x.

3. Legen Sie sich lang ausgestreckt auf den Boden. Das rechte Bein gestreckt heben und in der Schwebe lassen. Dann das linke Bein heben und gleichzeitig das rechte Bein langsam senken (wie eine Schere), ohne daß die Beine dabei den Boden berühren. Bis 15 zählen.

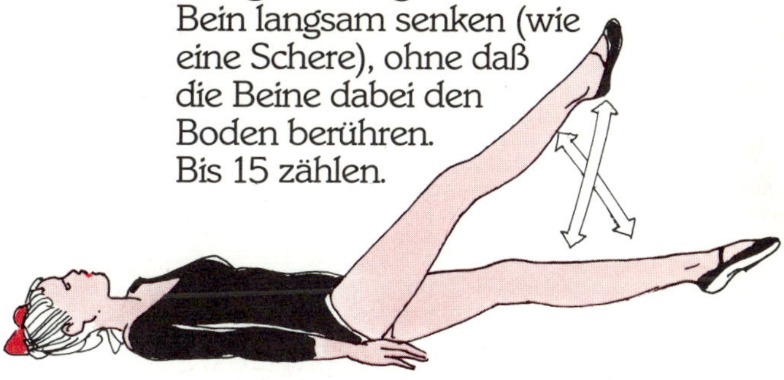

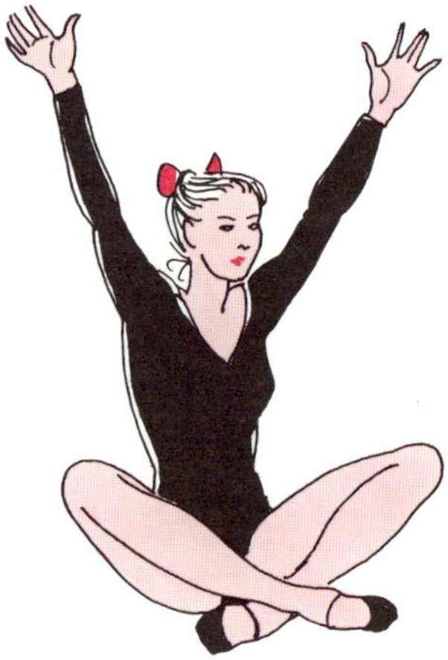

4. Im Schneidersitz auf den Boden setzen, beide Arme nach oben heben und ausbreiten. Rücken und Kopf gerade halten. Tief ein- und ausatmen – und im schnellen Wechsel die Finger spreizen und die Hände wieder zu Fäusten ballen. Bis zehn zählen.

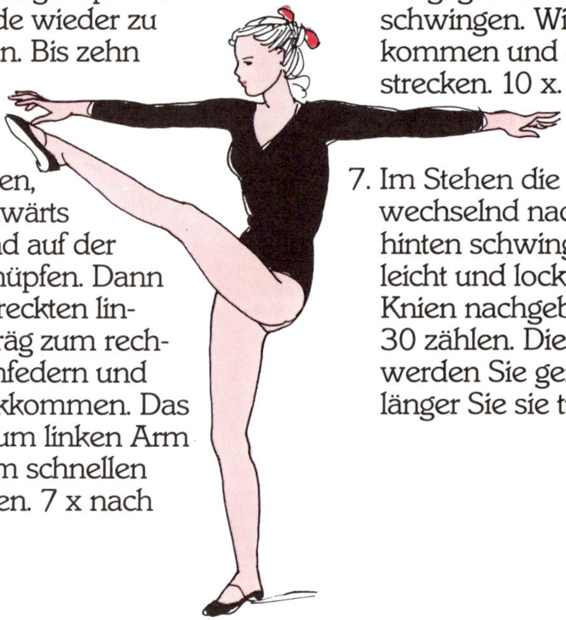

5. Aufrecht stehen, die Arme seitwärts ausbreiten und auf der Stelle locker hüpfen. Dann mit dem gestreckten linken Bein schräg zum rechten Arm hochfedern und wieder zurückkommen. Das rechte Bein zum linken Arm schleudern. Im schnellen Wechsel turnen. 7 x nach jeder Seite.

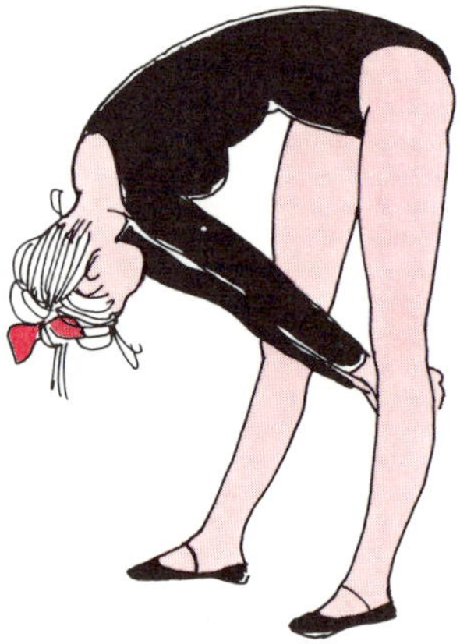

6. Die Beine weit grätschen, die Arme hoch über den Kopf strecken und die Hände falten. Mit viel Schwung den Oberkörper nach vorn fallen lassen und die Arme durch die gegrätschten Beine schwingen. Wieder hochkommen und den Körper strecken. 10 x.

7. Im Stehen die Arme abwechselnd nach vorn und hinten schwingen und dabei leicht und locker in den Knien nachgeben. Dabei bis 30 zählen. Diese Übung werden Sie genießen, je länger Sie sie turnen.

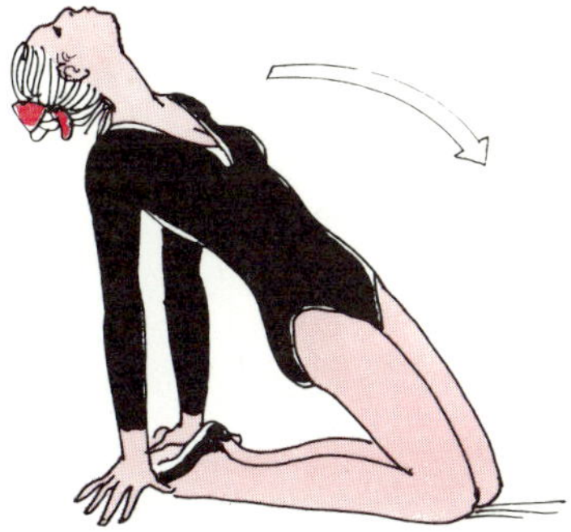

8. Knien Sie sich auf den Boden. Den Kopf in den Nacken legen und den geraden Oberkörper nach nach hinten senken. Die Handflächen stützen den Körper hinten ab. Richten Sie sich langsam wieder auf, und lassen Sie den Oberkörper entspannt nach vorn fallen. Wieder zurücklehnen. 4 x.

9. Setzen Sie sich mit geschlossenen Beinen gerade hin. Beide Arme gestreckt nach vorn ausbreiten und nun Arme und Oberkörper in Schulterhöhe nach links schwingen. Zweimal nachfedern und tief einatmen. Gleich anschließend den Oberkörper nach vorn neigen, mit den Händen an die Zehen greifen und ausatmen. Wieder aufrichten, die Arme ausstrecken und nach rechts schwingen. Je 10 x.

10. Stellen Sie sich mit dem Rücken aufrecht gegen eine Wand. Die Füße stehen nebeneinander. Abwechselnd das rechte und linke Bein anwinkeln und die Knie in rascher Folge bis zur Brust ziehen. Je 12 x.

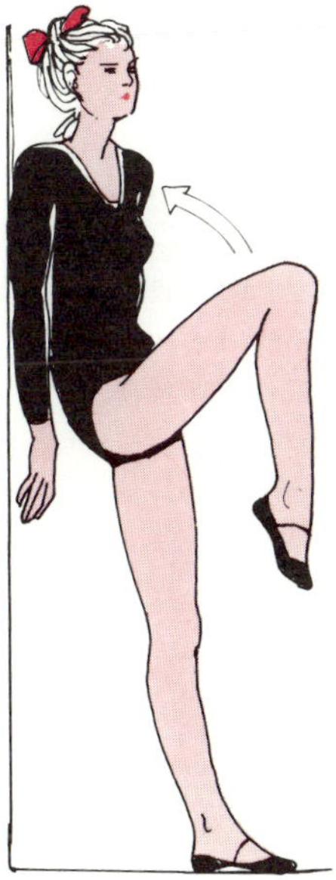

So bekommen Sie Stehvermögen

Wenn Sie viel stehen müssen, nutzen Sie jede passende Gelegenheit, barfuß zu laufen, und bewegen Sie Beine und Füße soviel wie möglich. Beim Sitzen die Beine hochlegen. Auch im Bett die Füße etwas höher lagern, weil dadurch der Blutrückstrom beschleunigt wird. Wechseln Sie öfter am Tag die Schuhe, und achten Sie dabei auf unterschiedliche Absatzhöhen. Stützstrümpfe oder spezielle Gesundheitssandalen helfen, Ihre Füße und Gelenke zu entlasten und zu schonen. Verlagern Sie bei längerem Stehen oft das Gewicht von einem Bein auf das andere. Halten Sie aber dabei die Wirbelsäule gerade und den Kopf hoch. Selbst wenn Sie ständig in Bewegung sind (zum Beispiel als Hausfrau oder Verkäuferin), werden immer nur bestimmte Muskelgruppen einseitig beansprucht, während andere vernachlässigt werden. Durch diese monotone Muskeltätigkeit können Verkrampfungen und Verspannungen auftreten. Was alle, die viel stehen, dringend brauchen, ist ausgleichendes Lockerungstraining.

Probieren Sie mal diese zehn Übungen

1. Auf der Stelle laufen und die Füße gut abrollen lassen.
2. Im Sitzen die Füße nach links und rechts kreisen lassen.

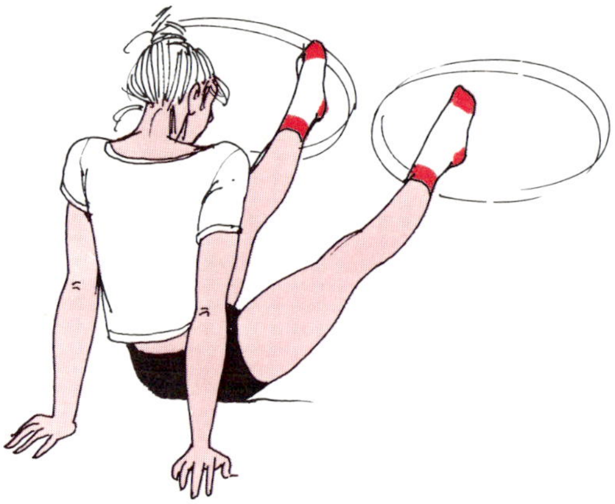

3. Setzen Sie sich auf den Boden, und malen Sie mit den Beinen große Schleifen in die Luft. Stützen Sie sich dabei mit den Händen hinten ab. Oder schreiben Sie mit den Beinen dreimal hintereinander Ihren Vor- und Nachnamen ins Leere, ohne zwischendurch den Boden zu berühren.

4. Hüpfen Sie von einem Bein auf das andere, und schütteln Sie dabei Beine und Fußgelenke tüchtig aus.

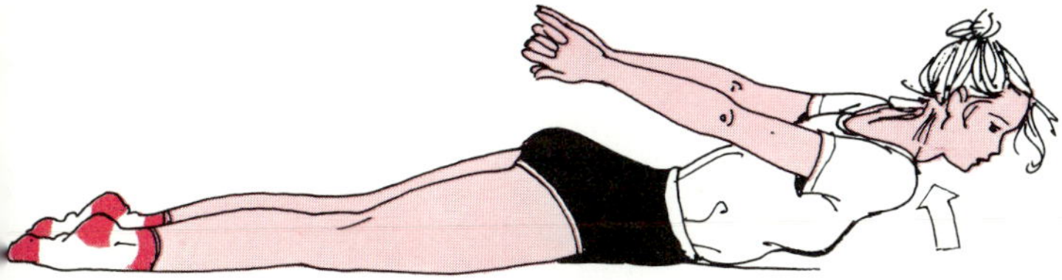

5. Legen Sie sich auf den Bauch – die Stirn berührt den Boden. Falten Sie die Hände auf dem Rücken, und ziehen Sie Kopf, Schultern und ganz leicht auch den Oberkörper vom Boden hoch. Langsam wieder senken. 5 x.

6. Setzen Sie sich auf den Boden, und spreizen Sie weit die Beine. Die Hände hinter dem Kopf verschränken. Jetzt den rechten Ellenbogen zum rechten Knie führen, aufstupsen und wieder nach oben recken. Dann mit dem linken Ellenbogen auf das linke Knie stoßen. Je 5 x.

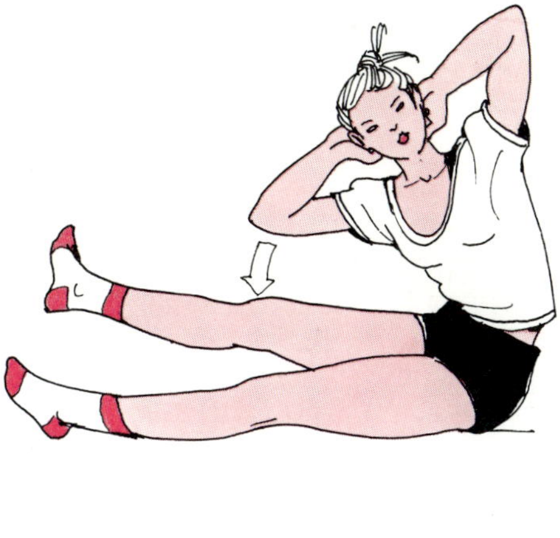

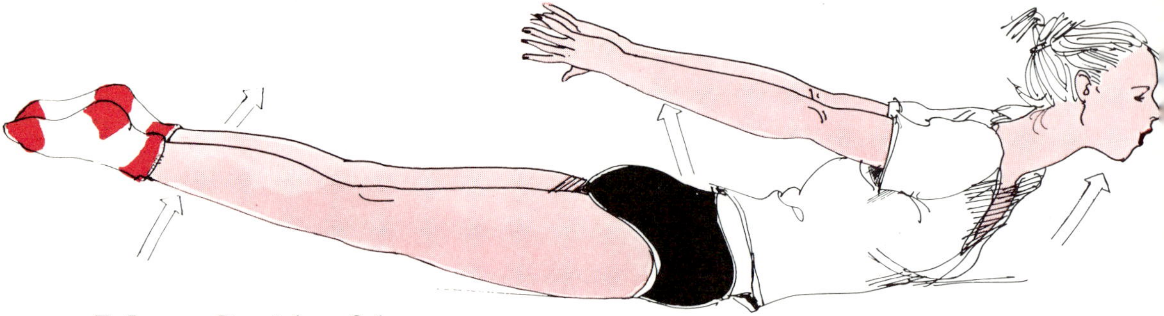

7. Legen Sie sich auf den Bauch – die Stirn am Boden, die Arme locker neben dem Körper ausgestreckt. Mit Schwung Kopf, Arme und Beine gleichzeitig heben und dabei einatmen. Strecken Sie sich langsam wieder aus, entspannen Sie sich, und atmen Sie aus. 5 x.

8. Legen Sie sich ausgestreckt auf den Rücken – die Arme locker neben dem Körper. Beine anheben, anwinkeln und die Knie langsam zum Bauch ziehen. Dann die Füße auf den Boden stellen und mit Füßen und Beinen nach vorn rutschen, bis Sie wieder in die Ausgangslage kommen. 6 x.

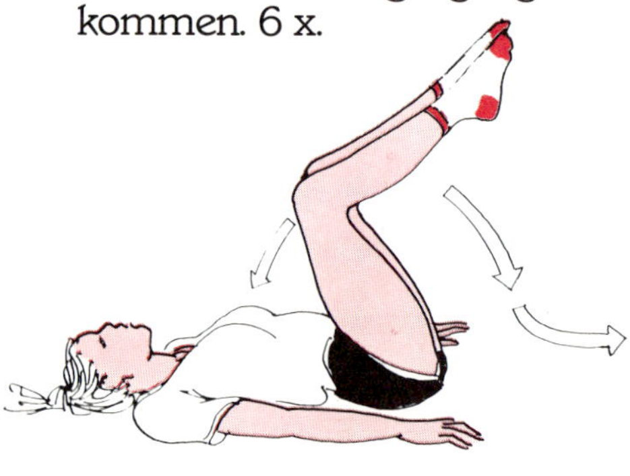

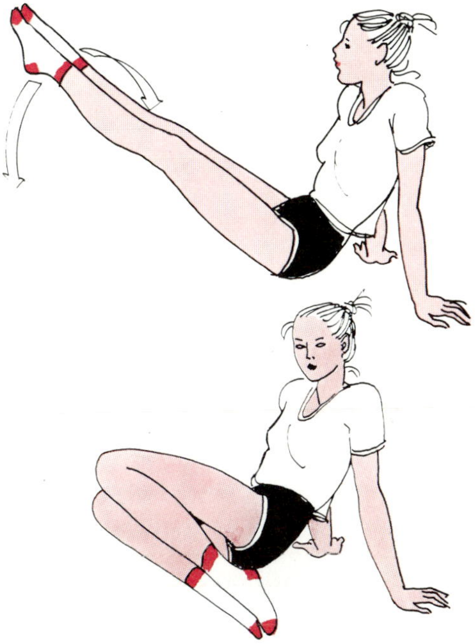

9. Setzen Sie sich mit ausgestreckten Beinen auf den Boden, und stützen Sie die Hände hinten auf. Die Beine geschlossen anheben und beide Unterschenkel angewinkelt nach links auf den Boden senken. Beine wieder vorstrecken und zur anderen Seite winkeln. Je 6 x.

10. Legen Sie sich lang hin. Mit viel Schwung Beine und den Körper zur Kerze heben. Stützen Sie mit den Händen die Hüften ab. Die Beine in der Luft schütteln und schütteln. Wieder zum Sitzen kommen und den Rücken ganz gerade strecken. 5 x.

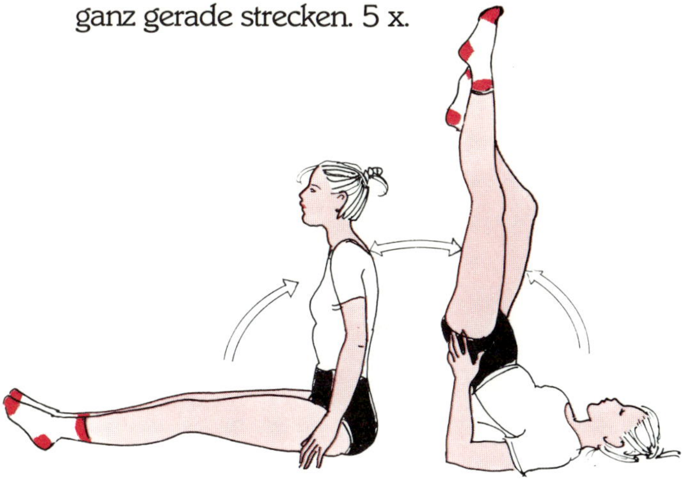

7

Entspannung für Körper und Seele

Ruhe und Ausgeglichenheit, neue Energie und Lebensfreude

Erste Regel: Tun Sie was!

Das beste Rezept für Ihr Wohlbefinden heißt, körperlich, geistig und seelisch im Einklang zu sein. Um diesen idealen Zustand zu erreichen, sollten Sie lernen, sich richtig zu entspannen. Jede Anspannung muß durch Entspannung gelöst werden. Wer sich entspannt – richtiger gesagt entkrampft –, fühlt sich allen Aufgaben besser gewachsen.
Entspannung können Sie sich auch durch abwechslungsreiche Lebenssituationen schaffen. Nicht immer im alten Trott bleiben. Verändern Sie öfter mal Ihre eingefahrenen Gewohnheiten. Eine neue Sicht bringt andere Gedanken und damit Entspannung und Erholung.

Erholung wird leider oft als müßiges Ausruhen praktiziert – Langeweile und Unzufriedenheit können die Folge sein. Sorgen Sie für eine Wechselbeziehung zwischen Anstrengung und schöpferischer Pause. Jeder körperliche und seelische Wechsel regt an, gibt neue Impulse, erfrischt und macht das Leben intensiver. Ganz bewußtes Faulsein kann ebenfalls entspannen – wie auch bewußt ausgeführte Entspannungsübungen, die Sie aus jeder Schlappheit erlösen, Sie neu aufladen und erfrischen.

Damit Sie sich wohlfühlen

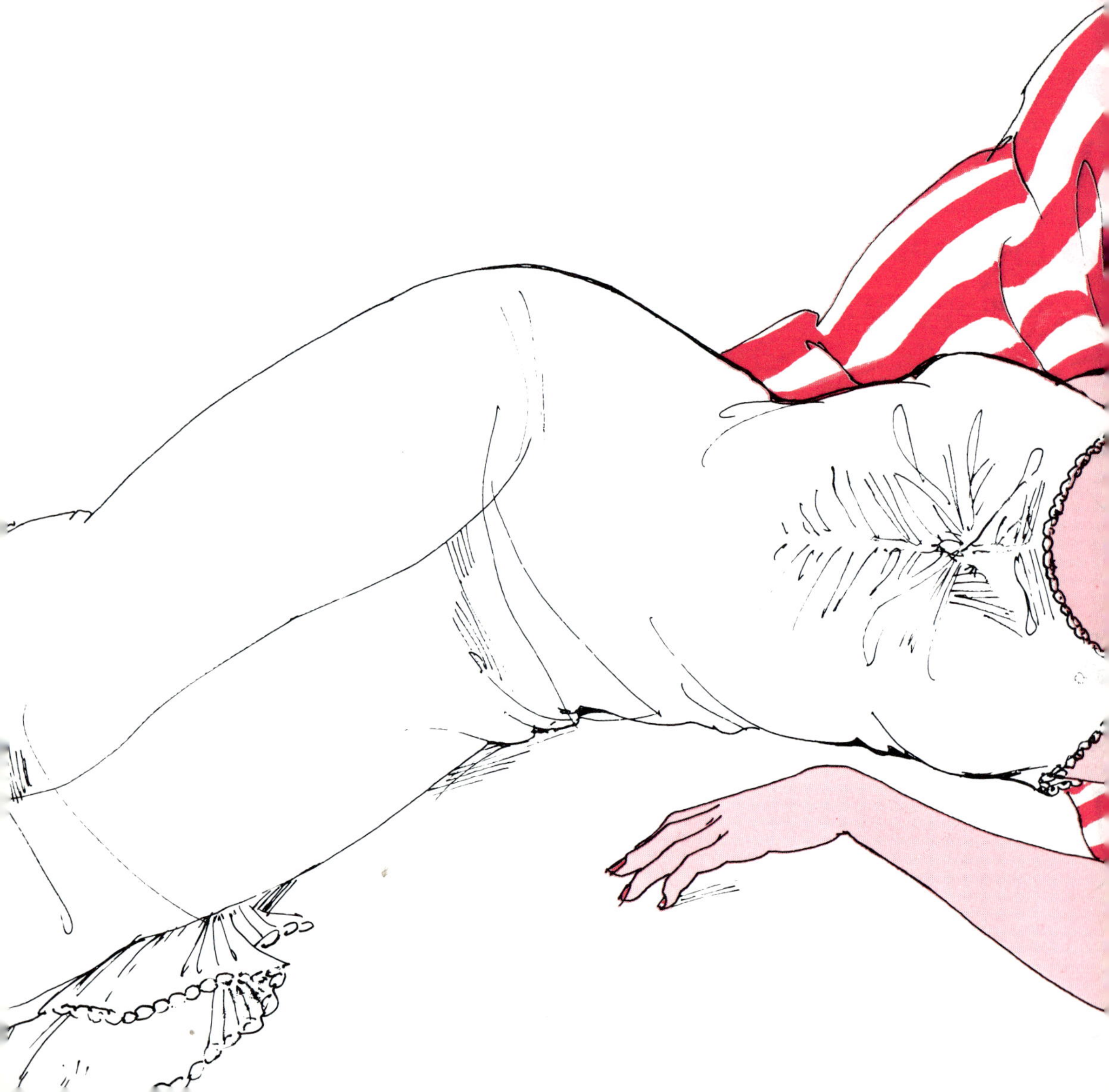

● Sind Sie abgespannt, matt, niedergeschlagen, gestreßt, traurig, dann tun Sie sich zuerst selbst etwas Gutes. Rappeln Sie sich auf, und gehen Sie spazieren. Oder laufen Sie um den Häuserblock, und atmen Sie ganz bewußt tief ein und aus.

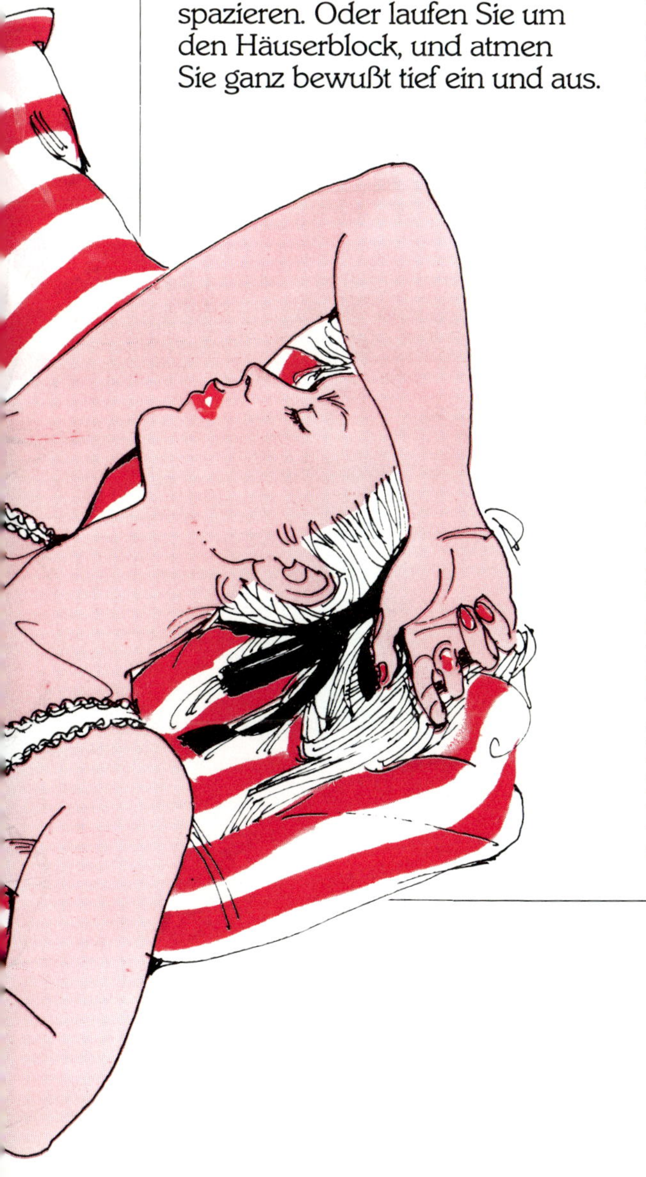

● Verwöhnen Sie sich: Strecken Sie sich 15 bis 20 Minuten lang in der Badewanne aus. Setzen Sie dem Wasser Fichtennadelöl, Melisse oder Lavendel zu. Pflegen Sie Ihr Haar mit einer Kur, und verwöhnen Sie Ihr Gesicht mit einer pflegenden Maske. Reiben Sie sich vom Oberkörper bis zu den Füßen mit einer Körperemulsion ein, pflegen Sie Hände und Füße. Kurz: Beschäftigen Sie sich so intensiv mit sich selbst, als gäbe es nichts Wichtigeres auf der Welt. Im Moment gibt es auch nichts, was wichtiger wäre!

● Machen Sie die folgenden Übungen – langsam und in Ihrem eigenen Atemrhythmus. Sorgen Sie für Ruhe. Telefon und Klingel abstellen, alle Lärmquellen ausschalten. Sie brauchen gedämpftes Licht, frische Luft, eine wohlige Zimmertemperatur und lockere Kleidung, um sich ungestört auf das Entspannungsprogramm konzentrieren zu können. Legen Sie sich eine warme, leichte Decke zur Seite. Frieren hemmt die Entspannung.

Zehn Übungen, die innere Ruhe bringen

1. Setzen Sie sich im Schneidersitz auf den Boden, die Hände liegen auf den Knien. Augen schließen. Schwingen Sie sich bei gerader Rückenhaltung ganz langsam von links nach rechts, von rechts nach links. Der Kopf neigt sich nach jeder Seite langsam mit. Dann – wieder in der Ausgangsposition – den Kopf nach vorn beugen. Versuchen Sie, mit der Stirn den Boden zu berühren. 3 x. Beine lang ausstrecken und mit den Händen massieren.

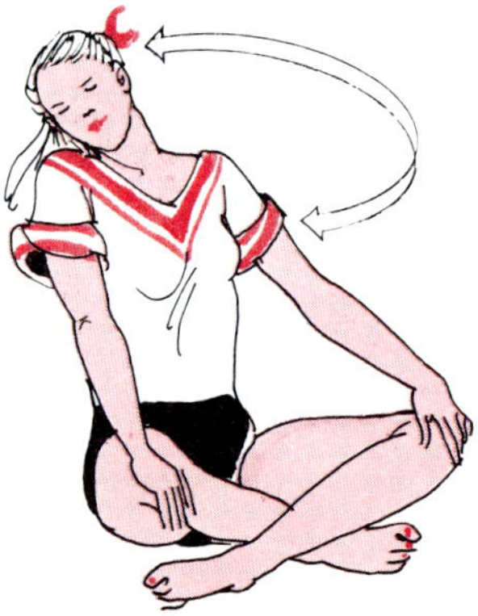

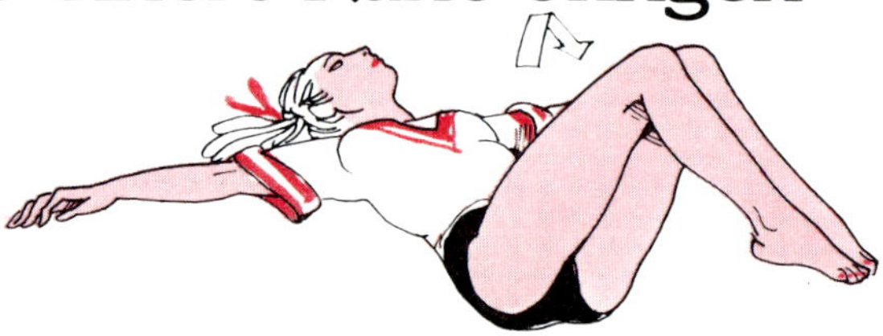

2. Legen Sie sich lang auf den Rücken, die Arme weit zur Seite ausgebreitet. Beide Beine gestreckt langsam heben. Die geschlossenen Knie anwinkeln und nach links zum Boden senken. Knie wieder zur Mitte führen, die Beine wieder strecken und langsam zum Boden sinken lassen. Dann nach rechts üben. Je 3 x.

3. Knien Sie auf dem Boden, und setzen Sie sich auf die Fersen. Den Körper von den Fersen heben, dabei beide Arme schräg nach links über den Kopf schwingen und mit dem Oberkörper ganz locker und weich fünfmal nach links federn. Setzen Sie sich wieder auf die Fersen, senken Sie die Arme, und üben Sie nach rechts.

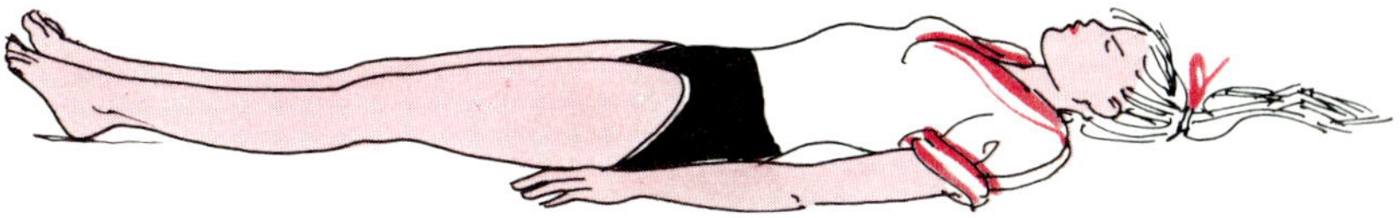

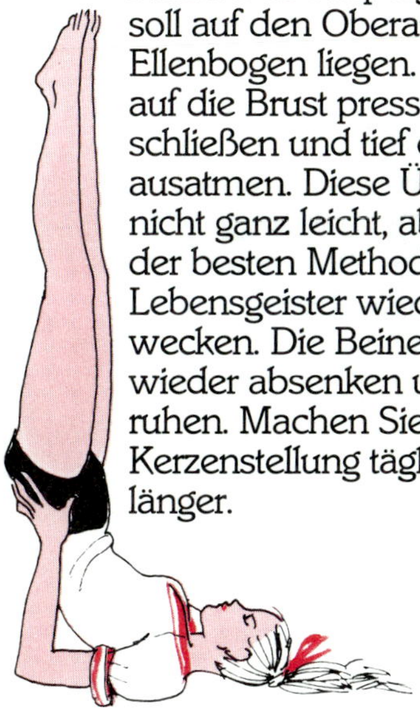

4. Legen Sie sich lang ausgestreckt auf den Boden, und heben Sie die Beine zur Kerze. Das Körpergewicht soll auf den Oberarmen und Ellenbogen liegen. Das Kinn auf die Brust pressen, Augen schließen und tief ein- und ausatmen. Diese Übung ist nicht ganz leicht, aber eine der besten Methoden, Ihre Lebensgeister wieder zu wecken. Die Beine langsam wieder absenken und ausruhen. Machen Sie diese Kerzenstellung täglich etwas länger.

5. Legen Sie sich auf den Boden, und atmen Sie durch die Nase tief ein und lange aus. Der Bauch wölbt sich beim Einatmen, senkt sich beim Ausatmen. Liegen Sie ganz entspannt, und konzentrieren Sie sich nur auf Ihren Atem. Spüren Sie, wie Energie durch Ihren Körper fließt und Ihnen neue Kraft zuführt.

6. Rollen Sie sich auf den Bauch, und stützen Sie sich mit den Händen neben den Schultern ab. Die Beine liegen langgestreckt nebeneinander. Den Oberkörper langsam hochdrücken, das Kinn zur Decke recken und tief atmen. Ganz in Ruhe den Kopf senken und den Oberkörper auf den Boden sinken lassen. 3 x.

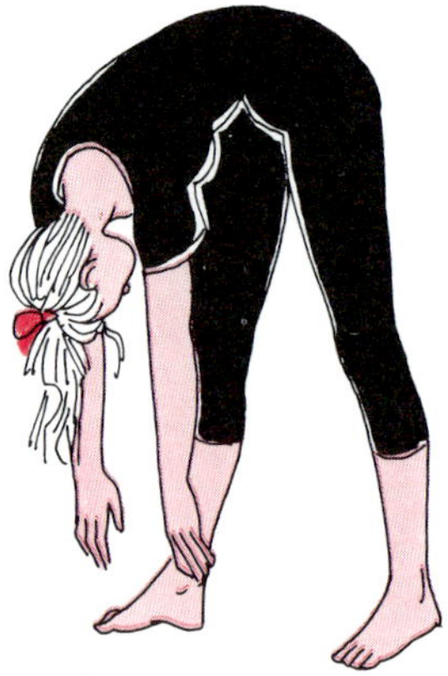

7. Stellen Sie sich aufrecht, aber ganz locker hin, die Beine leicht grätschen. Strecken Sie die Arme über den Kopf, und lassen Sie den Oberkörper sanft nach vorn fallen. Die Arme baumeln wie willenlos vor dem Körper. Ganz leicht mit den Schultern schlenkern, mal nach links, mal nach rechts. Wieder langsam aufrichten, dabei Wirbel für Wirbel abrollen lassen, zum Schluß erst den Kopf heben und sich nach oben strecken und dehnen. 3 x.

8. Aufrecht stehen, die Beine sind leicht gegrätscht. Stützen Sie die rechte Hand auf die Hüfte. Den linken Arm in Schulterhöhe dreimal gestreckt nach hinten federn lassen. Den Oberkörper dabei mitdrehen, auch der Kopf dreht sich mit, einatmen. Dann mit der linken Hand zum rechten Knie greifen und ausatmen. 4 x nach jeder Seite.

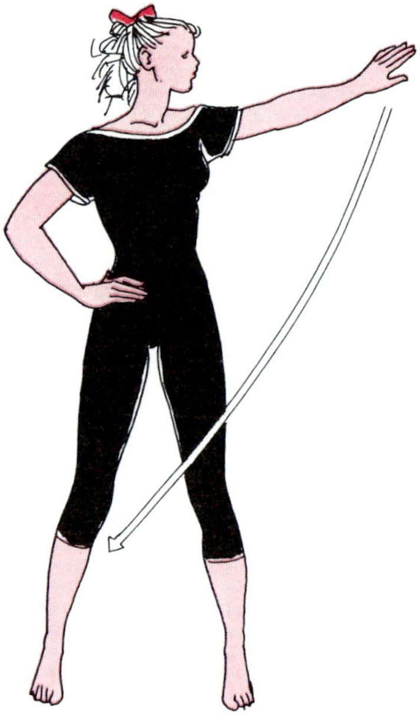

9. Legen Sie sich auf den Boden, und decken Sie sich mit einer leichten Decke zu. Die Arme liegen locker neben dem Körper, die Beine sind leicht gespreizt. Schließen Sie die Augen,

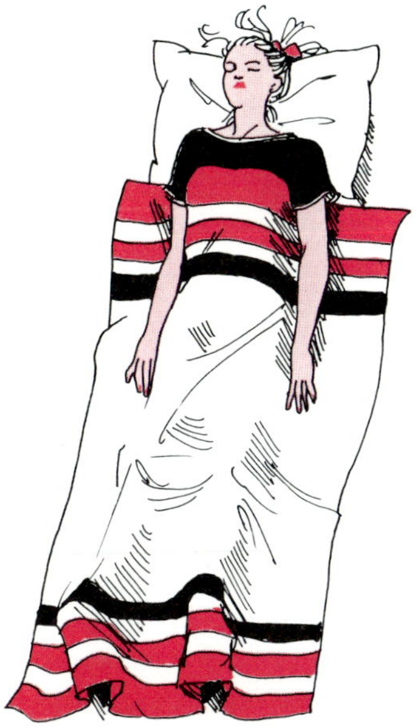

und atmen Sie tief. Verfolgen Sie einige Male Ihre Atemzüge. Dann konzentrieren Sie sich auf Ihr rechtes Bein, ganz bewußt und ausschließlich. Schalten Sie jeden anderen Gedanken aus. Nehmen Sie bewußt die Zehen wahr, die Ferse, das Fußgelenk, die Wade, das Schienbein, das Knie, den Oberschenkel – und lassen Sie in Gedanken das Bein schwer werden, als wolle es in den Boden hineinfallen. Diese Übung anschließend mit dem linken Bein machen. Lassen Sie sich Zeit dabei. Je konzentrierter Sie sich mit jedem Körperteil befassen, umso besser.

Danach sind die Finger an der Reihe, erst rechts, dann links: Daumen, Zeigefinger, Mittelfinger, Ringfinger, kleiner Finger, Handinnenfläche, Handgelenk, Unterarm, Ellenbogen, Oberarm und Schulter. Auch die Arme sinken in der Vorstellung tief und schwer in den Boden. Machen Sie es ebenso mit Po, Bauch, Hüften, Rücken, Nacken und Kopf. Auch der Kopf sinkt tiefer, der Unterkiefer löst sich, die Zunge liegt leicht im Mund, die Augen sind entspannt, die Stirn wird weit.

Atmen Sie regelmäßig weiter und spüren Sie, wie der Atem durch den Körper fließt. Sie sind ruhig und entspannt. Hören Sie auf Ihren Atem, genießen Sie die Schwere. Diese Übung kann bis zu 15 Minuten dauern. Dann die Ellenbogen beugen, die Fersen nach vorn strecken und sich räkeln, wobei der Brustraum ganz weit wird. Wieder Arme und Füße locker lassen und sich dann nochmals räkeln. Strecken Sie die Arme über den Kopf nach hinten, und rollen Sie sich ganz gedehnt nach rechts, wieder zur Mitte und nach links. Zur Mitte zurückrollen, die Arme über den Kopf nach hinten legen und zum Sitzen hochkommen.

10. Setzen Sie sich im Schneidersitz auf den Boden. (Diese Übung kann bis zu 20 Minuten dauern, darum setzen Sie sich lieber in einen Sessel, wenn der Schneidersitz für Sie noch zu anstrengend ist.) Die Hauptsache ist, daß der Rücken gerade bleibt, und die Schultern entspannt sind. Schließen Sie die Augen, und stellen Sie sich einen blühenden Baum vor, der einsam auf einer Wiese steht. Gehen Sie mit Ihren Gedanken langsam auf den Baum zu, und betrachten Sie ihn – Wurzeln, Stamm, Äste, Zweige, Blätter, Blüten. Lassen Sie Ihre Sinne nur um diesen Baum kreisen. Alle anderen auftauchenden Gedanken sollen wieder verschwinden – durch die Konzentration auf den blühenden Baum, auf die Blätter oder den Wind, der die Blätter bewegt. Es ist Ihr Baum, versenken Sie sich ganz in diese Vorstellung.
Dann lassen Sie den Baum im Geiste langsam wieder verschwinden. Achten Sie noch einen Augenblick auf Ihren Atem, öffnen Sie die Augen, und strecken und dehnen Sie sich ausgiebig.

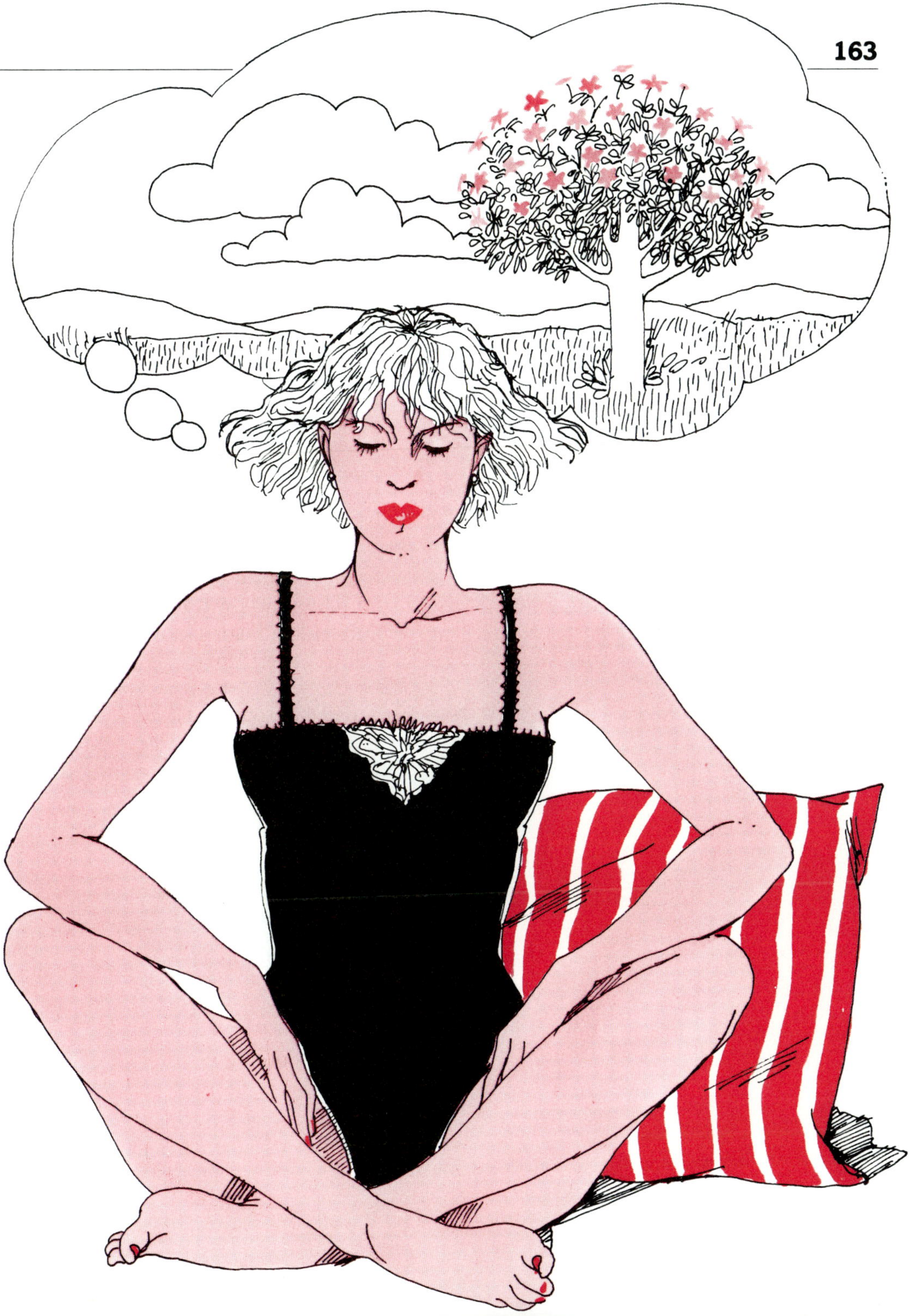

Wie für alle Übungen brauchen Sie auch für diese beiden letzten Entspannungsübungen Training. Geben Sie nicht gleich auf, wenn Ihre Gedanken immer wieder abschweifen. Konzentrieren Sie sich erneut auf den Gegenstand Ihrer Vorstellung, und machen Sie weiter. Sie können sich zum Beispiel auch eine Blume, eine Wolke oder Ihre Lieblingsfarbe vorstellen und Ihre Gedanken nur darum kreisen lassen.

Wer mehr über Entspannung wissen will, sollte sich in einer Buchhandlung die passende Literatur aussuchen. Lernen Sie Autogenes Training oder besuchen Sie einen Yoga-Kurs. Durch beide Methoden können Sie lernen, wie man Streß abbaut und neue Kraft schöpft für einen entspannten, harmonischen Tagesablauf.

Register

Brigitte-Themen als Brigitte-Bücher

Naturheilweisen
vorbeugen – helfen – heilen
Von Renate Scholz und Margaret Minker
350 Seiten, 40 Zeichnungen

Schönheitsoperationen
Korrektur der Natur? Entscheidungshilfen – Operationsmethoden – Alternativen
Von Margaret Minker und Renate Scholz
352 Seiten, 26 Zeichnungen

Gymnastik
Von Ilse Döring
168 Seiten, 200 Zeichnungen

Fit & Schön
Bewegung, Entspannung, Ernährung, Gesundheit
Von Karin Felix
240 Seiten, 235 Farbfotos, 35 Zeichnungen

Brigitte Diät
Von Helga Köster
200 Seiten, 50 Farbfotos

Brigitte Diät/2
Von Helga Köster
256 Seiten, 200 Farbfotos

Vollwert-Diät
Von Barbara Rias-Bucher
192 Seiten, 48 Farbfotos

Vollwert Jeden Tag
von Barbara Rias-Bucher
176 Seiten, 41 Farbfotos

Vollwert-Menüs
Von Barbara Rias-Bucher
160 Seiten, 48 Farbfotos

Fleischlos glücklich
Von Elisabeth Lange
160 Seiten, 29 Farbfotos

Kleine Kuchen
Von Barbara Rias-Bucher
160 Seiten, 41 Farbfotos

Kochen für die Klicke
144 Seiten, 16 farbige Fotoseiten

Balkonbuch
Gärten auf kleinstem Raum
Von Erika Markmann
176 Seiten, über 90 Farbfotos und Zeichnungen

Frisch vom Balkon
Gemüse, Kräuter, Obst – selbst angebaut
Von Erika Markmann
128 Seiten, 16 Farbseiten

Das mache ich selbst
Reparaturen zu Hause – leichtgemacht
Von Walter Diem
160 Seiten mit 100 Zeichnungen

Puppenmode
Von J. Barthel und G. Heine
160 Seiten, 40 Farbfotos

Kinderfeste
Von G. Könemund
128 Seiten, durchgehend vierfarbig illustriert

Kinder basteln
Von G. Könemund
128 Seiten, durchgehend vierfarbig illustriert

Neues Nähen
Von Käthe Fischer und Antje v. d. Heyde
144 Seiten, 30 Farbfotos, 300 Zeichnungen, Schnittauflagepläne, Schnittbogen

Schönheit
Von Helga Haseltine
226 Seiten, 150 Farbfotos

Heiraten
Das genaue Drehbuch für das schönste Fest Ihres Lebens
Von Hannelore Krollpfeiffer
200 Seiten, 200 Farbfotos

wer hat schon flügel
Gedichte von Anne Steinwart
96 Seiten, 10 Fotos

Nicht aufzuhalten
Neue Gedichte von Anne Steinwart
80 Seiten

Den Arm voller Blumen für euch
Gedichte, 96 Seiten

Weil es nichts Schöneres gibt
Liebesgedichte
96 Seiten, 20 Zeichnungen

Tränen ersatzlos gestrichen
Gedichte von Frauen
96 Seiten

Nähe ganz nahe Nähe
Gedichte vom Leben zu zweit
96 Seiten

Wir treffen uns morgen
Die schönsten Erzählungen aus Brigitte
Paperback, 288 Seiten

Empfängnisverhütung
Von Angelika Blume
Paperback, 288 Seiten, 20 Zeichnungen

Die Regel
Von Angelika Blume und Sylvia Schneider
Paperback, 256 Seiten, 8 Zeichnungen

Wechseljahre
Von Sylvia Schneider
Paperback, 288 Seiten

Als Kind mißbraucht
Von Angelika Gardiner-Sirtl
Paperback, 224 Seiten

Strategien für Frauen im Beruf
Von Janice LaRouche und Regina Ryan
Paperback, 325 Seiten

Frauen machen sich selbständig
Von Erika Markmann
Paperback, 168 Seiten

Wenn Sie mich so fragen
Rosemarie von Zitzewitz gibt Antworten auf Benimmfragen
Paperback, 192 Seiten

Das zweite Glück
Erfahrungen mit der zweiten Partnerschaft
Von Andrea Kunsemüller
Paperback, 224 Seiten

Eine Familie bleiben
Das gemeinsame Sorgerecht – ein neuer Weg bei Ehescheidungen
Von Barbara Wilde
Paperback, 240 Seiten

Mit eigenen Augen sehen
Selbstliebe lernen
Körpergefühl verbessern
Ein Handbuch für Frauen
Von Margaret Minker
Paperback, 160 Seiten